Der Seelengarten

Tanja Paß

Der Seelengarten

Das therapeutische Sandspiel als Brücke zum Unbewussten

Waxmann 2013
Münster / New York / München / Berlin

Bibliografische Informationen der Deutschen Nationalbibliothek

Die Deutsche Nationalbibliothek verzeichnet diese Publikation in der Deutschen Nationalbibliografie; detaillierte bibliografische Daten sind im Internet über http://dnb.d-nb.de abrufbar

Gedruckt mit Unterstützung des Interuniversitären Kollegs für Gesundheit und Entwicklung
www.inter-uni.net

ISBN 978-3-8309-2784-6

Steinfurter Straße 555, 48159 Münster

www.waxmann.com
info@waxmann.com

Umschlaggestaltung: Anne Breitenbach, Tübingen

Druck: CPI Books GmbH, Leck

Gedruckt auf alterungsbeständigem Papier, säurefrei gemäß ISO 9706

MIX
Papier aus verantwortungsvollen Quellen
FSC www.fsc.org
FSC® C083411

Printed in Germany

Inhalt

Vorwort

Im psychotherapeutischen Praktizieren wurden verschiedene Techniken ausgebaut, die helfen unbewusste Inhalte bewusst zu erfassen.

Die Ausdrucksformen des Unbewussten sind traumhaft, zeichenhaft, häufig präverbal oder transverbal, dem gewöhnlichen Verständnis nicht direkt zugänglich. Sie entspringen der inneren seelisch geistigen Bewegung, welche im Zusammenspiel mit körperlichen Funktionen aus Sinneswahrnehmungen, Empfindungen und Gefühlen die menschlichen Vorstellungswelten ausbilden.

Diese Vorstellungswelt, die Phantasie also, ist es, der die Aufmerksamkeit der psychotherapeutischen Kur gilt, die Phantasie und ihr immanenter Sinn, ihre motivationsbildende Kraft, die in Wechselwirkung steht zu allen körperlichen Ausdrucksbewegungen (Gestik, Mimik, Gang) sowie zum zielorientierten Handeln und zur Sprache. Die Bedeutung bewusst herauszuarbeiten aus Träumen, Imaginationen und Phantasien und aus jeglichem Handeln sowie aus dem kreativen Tun ist die psychotherapeutische Methode in ihrer Dialektik zwischen Klientin und Klient und Therapeutin und Therapeut. Deshalb bemühen sich die Therapeutinnen und Therapeuten, ihren Klientinnen und Klienten einen einladenden Rahmen zu schaffen, in dem diese – entsprechend ihren Möglichkeiten – zu freien, assoziativen und kreativen Äußerungen angeregt werden.

Dabei folgt die therapeutische Methode dem, was die eigentlich ursprünglichste und natürlichste Seinsweise des Menschen als Lebensbewegung hervorbringt: dem freien Spiel.

Das Spiel entsteht außerhalb von (be-)drängenden Zuständen, Nöten, Zwängen, Zwecken, Bedürfnissen oder Erwartungen und folgt keiner bestimmten Absicht und keinen vorgegebenen Regeln. Es spiegelt aber genau die psychische Beschaffenheit des spielenden Menschen wider und bedingt sich aus dem Umfeld, das ihn prägte und dem Umfeld, in dem er lebt, hier und jetzt. Die Umgebung des Therapieraums in der Zeiteinheit der anberaumten Stunde wird im Lauf eines therapeutischen Prozesses zur sichernden, zuverlässigen Konstante, in der sich lösungsorientierte Kräfte entfalten können.

Die verschiedenen therapeutischen Schulrichtungen haben unterschiedliche Methoden entwickelt, diesen kreativen psychischen Prozess zu fördern. Die Schulrichtung der Analytischen Psychologie verdankt einer genialen Analytikerin, der in Philosophie und Musik ausgebildeten Dora Kalff (1904–1990), die der ersten Schüler/innen/generation ihres Gründers Carl Gustav Jung angehörte, die Entwicklung des sehr einfachen und zugleich hochdifferenzierten Mediums des Sandspiels.

Eine Generation von Jungschen Analytiker/inne/n erwarb in der Ausbildung am Jung-Institut in Zürich Kenntnisse von Dora Kalffs Sandspielmethode. In deren Nachfolge spezialisierten und organisierten sich Gesellschaften für Sandspiel speziell in der Schweiz, in Deutschland, in Japan und in den USA.

Analytiker/innen aller Jungschen Ländergruppen kennen das therapeutische Sandspiel und arbeiten damit; vor allem in Therapien mit Kindern und Jugendlichen.

Es gibt in der Folge von Dora M. Kalffs Buch „Sandspiel“, 1966, mittlerweile verschiedene Veröffentlichungen über das Sandspiel als therapeutische Methode. Die erste Publikation aus Österreich ist die nun vorliegende von Tanja Paß. Die interessierten Leser/innen, seien es beispielsweise Eltern von Therapiekindern, Kindertherapeut/inn/en oder einfach an kreativen Methoden der Psychotherapieszene Interessierte, sie alle können in diesem Buch fundierte Informationen ebenso wie spielerisch inspirierende Anregung gewinnen.

Ingrid Fleck, Analytische
Psychologin nach C. G. Jung

Einleitung

Die Welt der kleinen Dinge

Als Neunjährige verbrachte ich eine Ferienwoche in einem Kindercamp an einem steirischen See. Ich erinnere mich an eine lustvolle Zeit. Einfallsreich gestaltete ich kleine Phantasiegärten. Begeistert schuf ich aus Holz, Moos, Pflanzen, Steinen und Zweigen auf dem Waldboden wunderbare Werke.

Kleine Dinge faszinierten mich seit meiner frühen Kindheit: Miniaturen und Menschenfiguren, Tiere aus Ton oder Mooshäuschen, von Blumen geschmückt, mit Ställen, Krippen und Futtertrögen aus Baumrinde regten mein Spiel und meine Phantasie an. So eröffnete ich mir die Welt der kindlichen Magie. Sie nahm mich auf und nährte meine Kreativität.

Die Freude an der Welt der kleinen Dinge ist mir erhalten geblieben. Meine spielerischen Erfahrungen in der Kindheit sehe ich als Ursprung meines späteren Interesses an der Sandkastentherapie.

Im jungen Erwachsenenalter kam ich mit diesem Aspekt meiner Kindheit zufällig wieder in Kontakt: Im Rahmen einer Fortbildung hatte ich das Glück Ingrid Fleck, einer Analytikerin nach Carl Gustav Jung, zu begegnen. Sie präsentierte das therapeutische Sandspiel als einen möglichen Zugang zu inneren Prozessen. Wieder erlebte ich die Faszination des kleinen Kindes in mir: in einem Tischsandkasten mit Figuren unterschiedlicher Art zu bauen und zu gestalten. Zugleich wurde ich auf die Analytische Psychologie nach Carl Gustav Jung (1875–1961) aufmerksam, dessen Methode eine Grundlage für das therapeutische Sandspiel bildet. Dass sich mein Weg bereits damals in eine konkrete therapeutische Richtung bahnte, war mir nicht bewusst.

Nachdem ich mein Studium der Pädagogik beendet und mich mit Forschung über das Kleinkindalter beschäftigt hatte, sammelte ich berufliche Erfahrungen bei Kindern mit besonderen Bedürfnissen. Zunehmend interessierte es mich psychotherapeutisch zu arbeiten. Ich entschied mich für die Ausbildung zur Analytischen Psychologin nach C. G. Jung. In dieser therapeutischen Richtung stellt die Auseinandersetzung mit Träumen einen Schwerpunkt dar. Da ich meinen Träumen seit meiner Jugend Beachtung schenke, war mir die Beschäftigung damit seit langem vertraut. Speziell das therapeutische Sandspiel erinnerte mich in meiner Ausbildung an meine Welt der kleinen Dinge. Meine kindliche Freude machte sich wieder bemerkbar.

Meine therapeutische Arbeit

Bei der Wahl einer für mich geeigneten psychotherapeutischen Ausbildungsrichtung setzte ich mich mit der Frage auseinander, welche Methode mir einen fundierten Zugang zu Menschen in Krisen ermöglicht. Die Analytische Psychologie von C. G. Jung hat mich damals besonders angesprochen. Fasziniert von Jungs Autobiographie, *Erinnerungen, Träume, Gedanken*, aufgezeichnet und herausgegeben von Aniela Jaffé im Jahr 1971, gewann ich einen Einblick in seine Lebensgeschichte und in den Werdegang seiner Methode. Ich begann Jungs Lebensphilosophie zu schätzen und fand Gefallen an seiner Freude sich auch im Erwachsenenalter dem kindlichen Spiel hinzugeben.

Seit Ende der 1990er Jahre unterstütze ich als Psychotherapeutin Menschen unterschiedlichen Alters auf ihrem Weg der Persönlichkeitsentwicklung. Für die Begleitung meiner Klientinnen und Klienten (ich bevorzuge in diesem Buch den Ausdruck Klientin und Klient anstelle der Jungschen Terminologie Analysandin und Analysand) beziehe ich das Sandspiel in meine Arbeit ein.

In meiner therapeutischen Arbeit werde ich Zeugin seelischer Wandlungsprozesse. Menschen kommen in meine Praxis und bringen ihre jeweils persönliche Geschichte mit. Immer mehr leiden auch junge Menschen an seelischen Störungen und depressiven Verstimmungen. Jung und Alt sind in den meisten Fällen verzweifelt, überfordert und von Ängsten geplagt. Etwa zwei Drittel meiner Klientinnen und Klienten sind Erwachsene, ein Drittel Kinder und Jugendliche.

Besonders im Sandspiel erkannte ich eine interessante Möglichkeit mit Menschen aller Altersgruppen zu arbeiten. Das Sandspiel ist bei Kindern und Erwachsenen gleichermaßen beliebt. Es vermag innere Wandlungen in Gang zu setzen und zum Ausdruck zu bringen. Psychische Prozesse werden dabei nach außen transportiert und sichtbar.

Je nach Grund und Intensität ihres Leidensdrucks kommen meine Klientinnen und Klienten regelmäßig, vorwiegend einmal in der Woche, in die Analyse. Das Gespräch bietet die interaktive Grundlage des therapeutischen Geschehens. Ein Ziel der psychotherapeutischen Behandlung ist es, gemeinsam mit den Klientinnen und Klienten einen Weg aus der Krise zu finden und wieder Vertrauen ins Leben zu gewinnen. Zu erleben, welches Potential im Menschen steckt und zur Verfügung steht sich zu entfalten, wenn wir einen Raum dafür schaffen, begeistert mich immer wieder aufs Neue.

Ich bewundere Menschen, die den Mut haben Schwierigkeiten bewusst zu begegnen und respektiere die Kraft des Lebens, wenn wir uns entschließen Krisen als Chancen zu sehen und nicht als Untergang. Ist jemand bereit sich mir als begleitendes Gegenüber anzuvertrauen, verspüre ich Achtung und Achtsamkeit.

Über dieses Buch

Dieses Buch bietet eine Einführung in die Bedeutung des therapeutischen Sandspiels im Rahmen der Analytischen Psychologie nach C. G. Jung.

Meiner Idee, eine eigene Abhandlung über das Sandspiel zu schreiben, liegen drei Motive zu Grunde:

- Der Wunsch mir meine eigene Arbeit vor Augen zu führen. Es ist mir ein Bedürfnis meine therapeutische Tätigkeit in Worte zu fassen und meine Erfahrungen anderen vorzustellen.
- Das Anliegen einen Beitrag zu leisten, um Leidensdruck zu vermindern. An den Fallbeispielen ist erkennbar, wie dynamische Wandlungsprozesse in der Therapie gefördert werden können.
- Das Angebot meine Überlegungen und Empfehlungen als Psychotherapeutin, als Lektorin in Universitätslehrgängen und als Mutter zweier heranwachsender Kinder zu reflektieren und mit anderen zu teilen.

In einem ersten Kapitel erörtere ich die „Magie des Lebens". Kinder erleben die Welt als einen magischen Ort, an dem wundersame Dinge passieren. Meine Gedanken zur heutigen Kindheit mit ihren besonderen Anforderungen – aber auch mit ihren vielen Quellen für Ressourcen – werden thematisiert. Die gesellschaftlichen Veränderungen in einer beschleunigten Zeit und der Leistungsdruck, unter dem Menschen zunehmend stehen, finden bereits in der Kindheit ihren meist negativen Ausdruck. Die Beachtung von Spiel und Zeit erhält von mir deshalb einen hohen Stellenwert.

Wissenswertes über meine therapeutische Arbeit wird im Kapitel „Theoretischer Hintergrund" dargelegt. Außerdem werden einige Grundbegriffe erklärt. Dies soll zum besseren Verständnis für das Sandspiel als therapeutischem Instrument beitragen. Die Leserinnen und Leser erhalten Hinweise auf die Symbolik, die in Träumen und Sandbildern sichtbar wird.

Im Abschnitt „Methodik des Sandspiels" beschäftigt sich das Buch mit der historischen Entwicklung, den Rahmenbedingungen und den Ausdrucksmöglichkeiten des therapeutischen Sandspiels. Fachleuten aus den eigenen Reihen, aus anderen Therapierichtungen und allgemein Interessierten wird hiermit die Möglichkeit gegeben, einen Blick in die Welt des Unbewussten mit seinen faszinierenden Inhalten und seinen unterschiedlichen Ausdrucksformen zu werfen. Diese vielfältige Welt zeigt sich in den individuellen Darstellungen der erbauten Sandbilder von Klientinnen und Klienten unterschiedlichen Alters.

Schließlich bringt das Buch die Praxis des Sandspiels anhand einiger Fallbeispiele im „therapeutischen Salon“ nahe. Wir begegnen Menschen in schwierigen Situationen und an Wendepunkten ihres Lebens. Zugleich wird auf die seelische Dynamik hingewiesen, die einen Heilungsweg begleitet. Nicht zuletzt ergeben sich aus meinen Erfahrungen einige konkrete Hinweise für die Beziehung zwischen Erwachsenen und Kindern. Diese sollen als Anregung dienen, um Leidensdruck zu vermindern oder Wege zu finden, um schwierige Lebenssituationen zu bewältigen.

Ein Ziel der therapeutischen Arbeit ist, Menschen individuell zu stärken, damit sie ihr Leben autonom und beziehungsreich gestalten können. Bildlich gesprochen soll das Vertrauen in den Fluss des Lebens unterstützt werden, um wieder Gestalterin und Gestalter der eigenen Welt zu sein.

So wie Blumen und Bäume in einem Garten im Winterschlaf verharren und im Frühling erneut sprießen, wachsen und gedeihen, so kann sich auch der Seelengarten verwandeln und erneut erblühen. Ich freue mich, wenn es gelingt, die Aufmerksamkeit der Leserinnen und Leser für die Wandlungsprozesse zu wecken, die sich durch die Sprache der Symbole in der Erfahrung des Sandspiels auch nonverbal vollziehen können. Vielleicht öffnet sich auch das Verständnis, wie durch die Symbolik in der therapeutischen Arbeit die Klientinnen und Klienten neue Worte finden, mit denen Leben kraftvoll beschrieben werden kann.

Dank

Mein Dank gilt meiner Familie und meinen Freunden und Freundinnen, die von Anfang an von meinem Buchprojekt überzeugt waren und mich bestärkt haben, es weiter zu verfolgen.

Ingrid Fleck danke ich für ihre achtsame und lebensfreundliche Haltung, mit der sie mir die Methode des therapeutischen Sandspiels vermittelt und nahe gebracht hat.

Den Menschen sei gedankt, die mir ihre Sandbilder zur Verfügung gestellt und die Erlaubnis gegeben haben ihre jeweils persönliche Geschichte, selbstverständlich anonymisiert, zu erzählen.

Ich danke Werner. Und ich danke meinen Kindern Manuel und Chiara dafür, dass sie mich lehren junge Menschen als ernstzunehmende Individuen mit eigenem Willen wahrzunehmen. Ihnen ist dieses Buch gewidmet. Ich bin froh, dass es sie gibt.

Die Magie des Lebens

Sand und Symbolik

Die im therapeutischen Sandspiel zum Ausdruck kommende Symbolik hat Wurzeln im fernöstlichen sowie im indianischen Gedankengut. Bei letzterem kommt symbolische Bedeutung auch Regenwolken, Tieren, Geistern und selbst Farben zu. Die Navajo-Indianer beispielsweise stellen Sandbilder für die Öffentlichkeit her. In der Erklärung und Interpretation der darin erscheinenden Symbolik agieren sie jedoch zurückhaltend.

Der US-amerikanische Mythologe und Autor Joseph Campbell (1904–1987) war bekannt für seine Forschungen auf dem Gebiet der Mythologie. Schon in seiner Kindheit interessierte er sich für die Mythen der amerikanischen Ureinwohner. Campbell hatte die Möglichkeit, Navajos beim Erbauen von Sandbildern zu beobachten. In seinem Buch, *Mythen der Menschlichkeit,* berichtet er über die Faszination, die ihn bei ihren Berührungen des Sandes ergriff: „Wie sie mit dem Sand umgingen, erinnerte mich an einen katholischen Priester mit der geweihten Hostie in der Hand. Hier war die Kraft des Heiligen spürbar." (Campbell 1993, 39).

Ursprünglich wurden Sandbilder von den Medizinmännern der Navajos während nächtelanger Heilrituale auf dem Boden angefertigt. Am Ende der Zeremonie wurden die Sandbilder kurz vor Sonnenaufgang zerstört.

Ähnlich wie in indianischen Kulturen werden auch in buddhistischen und hinduistischen Kulturen Mandalas aus Sand gestaltet. Farben und Formen sprechen bestimmte Bereiche der Psyche an und sollen diese stimulieren. In der chinesischen und japanischen Kultur werden Mandalas oft mit Schriftzeichen gestaltet. Den Sandmandalas der verschiedenen Kulturen ist eines gemeinsam: das anschließende Wegwischen der Bilder nach stunden- oder wochenlanger Arbeit. Dies soll auf die Vergänglichkeit des Lebens und der materiellen Welt hinweisen.

Wenn wir auf unsere Sprache achten, bemerken wir viele Verbindungen mit dem Wort Sand. So kann man etwas „in den Sand setzen", jemandem „Sand in die Augen streuen", „den Kopf in den Sand stecken" und es kann sich etwas „im Sande verlaufen". Fast „wie Sand am Meer" finden wir Redewendungen mit dem Wort Sand.

Unruhige Kindheit

Immer häufiger werden wir durch Medien und Erfahrungsberichte mit der Tatsache konfrontiert, dass Kinder unserer Konsumgesellschaft vermehrt unter Störungen und Auffälligkeiten des Verhaltens leiden. Mangelnde Aufmerksamkeit, Hyperaktivität und Schwächen der Konzentration sind bereits im Kindergartenalter eine alarmierende Realität. Wir hören immer öfter von Aggressionen bei Jugendlichen und erschrecken, wenn Kinder andere Kinder gezielt quälen und mobben. Unausweichlich stellt sich die Frage: Was macht Kinder unruhig, nervös, aggressiv und seelisch krank?

Kinder benötigen Raum und Zeit, um sich zu entfalten und um alles Erlebte verarbeiten zu können. Besonders in Krisenzeiten ist es für Kinder, aber auch für uns Erwachsene wichtig, Menschen hinter uns zu wissen, die an uns glauben. Solche Menschen, die uns und denen wir vertrauen, sind Stützen in einer unsicheren und sich schnell ändernden Welt. Sie geben Halt und Kraft den Weg der Selbständigkeit zu gehen.

Kritisch ist die Lebenslage von Kindern, die traumatisiert wurden. Traumatische Störungen entstehen zum Beispiel durch Konflikte oder Gewalt in der Familie, durch Krankheit oder Unfall eines Elternteils, durch Tod eines nahen Familienangehörigen sowie durch das Miterleben von Drogen- und Alkoholsucht oder Missbrauch. Bei psychischen Traumatisierungen besteht die Möglichkeit diese in der Kindertherapie durch kreative Zugänge zu integrieren. Das Spiel wird dabei als heilende Kraft eingesetzt.

Wo Erwachsene mit Kindern und Jugendlichen zusammenarbeiten, gelingen Veränderung und Wandlung auch in scheinbar ausweglosen Situationen. Als wichtigste Ressource bezeichne ich das Vertrauen darauf, dass jedes Kind ein einmaliges Individuum ist. Jedes Kind teilt sich uns mit, wenn wir uns bemühen seine Sprache zu verstehen.

Die Formen des familiären Zusammenlebens, in denen Kinder heute aufwachsen, sind in den letzten Jahren vielgestaltig geworden. Begriffe wie Einelternfamilie, Stiefelternfamilie, Herkunftsfamilie und Patchworkfamilie weisen auf eine grundlegende Veränderung der Familienstrukturen hin. Sie stehen in deutlichem Kontrast zu der Vorstellung, eine glückliche Kindheit zeichne sich ausschließlich durch ein stabiles Zusammenleben von Kindern mit ihren leiblichen Eltern aus. Trotzdem sind Änderungen in der Konstellation des sozialen Zusammenlebens zu beachten. Auch wenn eine elterliche Trennung in gutem Einvernehmen erfolgt, kann dies für ein Kind eine seelische Erschütterung bedeuten. Die Verarbeitung der Erfahrung, dass Eltern sich getrennt haben, führt Kinder häufig in die Kindertherapie. Die betroffenen Kinder sind herausgefordert sich in einer neuen Lebenssituation zurechtzufinden.

Zu diesem Problem möchte ich ein erstes Fallbeispiel erzählen: Die achtjährige Miriam lebte zum Zeitpunkt der Therapie bei ihrem allein erziehenden Vater. Zur Mutter war wenig Kontakt möglich, da sie in psychiatrischer Behandlung war. Das Mädchen litt unter der elterlichen Trennung und war mit der Situation in der neuen Familie, die der Vater gegründet hatte, überfordert. Ich erlebte das Kind in unseren ersten Gesprächen unglücklich und traurig. Abbbildung 1 zeigt die kreative Leistung des Mädchens in seiner speziellen Situation.

Im Bild sind kriegerische und friedliche Bereiche sichtbar. Wir sehen eingestürzte Häuser, miteinander Krieg führende Gestalten (links oben), aber auch einen friedlichen Bereich (links unten und rechts oben) mit Tieren, Häusern und Pflanzen. Ein Soldat steht stramm neben einem weißen Rettungsauto.

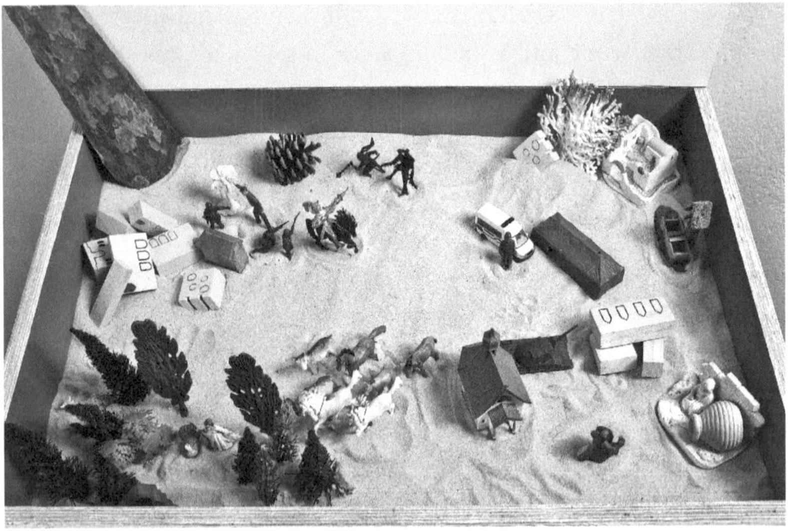

Abb. 1: Miriam, Sandbild

Eine Zeichnung des Kindes gegen Ende der Therapie zeigt seine Familie in Form von Tieren (vgl. Abbildung 2).

Jedes Tier steht für eine Bezugsperson aus der Ursprungsfamilie des Kindes so wie der neu dazu gekommenen Familienmitglieder: Vater: Pferd; Mutter: Vogel in der Wolke (rechts oben); Halbschwester mütterlicherseits mit Partner und Baby: zwei Vögel und kleiner Vogel im Nest (links oben); Stiefmutter: Hase; 1. Halbschwester väterlicherseits: Eule; 2. Halbschwester väterlicherseits: kleiner Goldfisch (rechts vom Baum); Großmutter: Känguru; Großvater: Elefant; das Mädchen selbst: Äffchen auf dem Rücken des Großvaters. Beachtenswert sind die Proportionen der Tiere: Beim Vater und bei den Großeltern fühlte sich das Mädchen, wie ich den Gesprächen entnommen habe, tatsächlich in Sicherheit. Sie beeindrucken durch ihre Größe. Die unerreichbare Mutter schwebt in den Wolken.

Dem Mädchen ist es im Laufe der Therapie gelungen seine neue familiäre Situation zu akzeptieren und alle Familienmitglieder zu integrieren. Miriam ist inzwischen eine Jugendliche, die ihr Leben gut meistert.

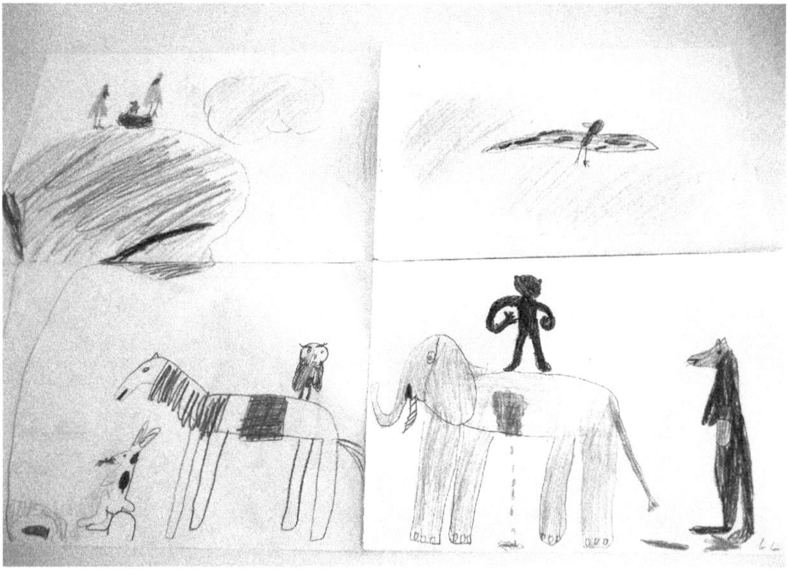

Abb. 2: Miriam, Familie in Tieren

Spiel und Zeit

Das Graben in der Erde und das Buddeln im Sand ist sicherlich Kindern aller Kulturkreise vertraut und stellt eine elementare Erfahrung und frühkindliche Erinnerung dar. Für Erwachsene ergeben sich wahrscheinlich noch Erinnerungen an die eigene Kindheit, wenn sie gedankenverloren im Sand graben, mit Kindern Burgen und Kanäle bauen oder am Meeresstrand Muscheln und Steine suchen. Ebenso, wenn sie beobachten, wie hingebungsvoll und versunken kleine Kinder am Strand oder in der Sandkiste spielen und den Eindruck vermitteln mit sich und der Welt im Einklang zu sein.

Das Spiel ermöglicht, mit der eigenen inneren Welt und Phantasie in Kontakt zu treten. Dieser zufriedenstellende Zustand ist eine Voraussetzung für intensives Lernen. Ich frage mich, wie sinnvoll es ist, Vorschulkinder schon sehr früh an ein diszipliniertes Lernverhalten heranzuführen. Besteht nicht die Gefahr, dass ein zu frühes, zu umfangreich formalisiertes Lernen Kinder verunsichert, unter Druck setzt und ihnen die Brücke zur inneren Welt, zu Phantasie und Spiel verschließt?

Erwachsene sollten Kinder unterstützen, um ihnen Wege ins Leben zu öffnen, auf denen es ihnen gelingt ihren Einfallsreichtum und ihr kreatives Potential zu entfalten. Ohne Zugang zu unserer Intuition sinkt unsere Lebensfreude. Der Glaube an uns selbst und somit unsere Fähigkeit, kreativ, neugierig und mitfühlend zu sein, geht bei fehlender Lebensfreude verloren.

Unseren Weg finden wir auf ganz persönliche Weise und in den seltensten Fällen deshalb, weil der Druck und das Leistungsniveau in der Kindheit besonders hoch waren. Als Psychotherapeutin bin ich immer wieder mit erwachsenen Klientinnen und Klienten konfrontiert, die den Wünschen ihrer Eltern entsprechend einen Beruf gewählt hatten, der ihnen wenig oder gar keine Freude bereitet, ja vielmehr eine Belastung darstellt. Nicht selten kommt es im Verlauf eines psychotherapeutischen Prozesses auch zu einer beruflichen Neu- und Umorientierung.

Die aktuelle Entwicklung zeigt immer weniger Vorbehalte der Gesellschaft gegenüber psychotherapeutischen Interventionen. Auch die Kindertherapie hat sich etabliert und Eltern leidender Kinder suchen verstärkt professionelle Hilfe auf. Gleichzeitig berichten uns allerdings Medien, dass bereits viele Kinder Beruhigungspillen bis hin zu Psychopharmaka einnehmen ohne psychotherapeutisch begleitet zu sein. Ich finde es bedenklich Kindersorgen ausschließlich durch medikamentöse Unterstützung lösen zu wollen.

Kinder benötigen ausreichend Zeit zum Spielen, zum Entdecken und zum Erkunden der Welt. Die Bedeutung von Spiel und Spielzeug wurde von der Pionierin der Kinderpsychoanalyse Melanie Klein (1882–1960) erfasst. Sie beschäftigte sich mit der frühkindlichen Entwicklung und mit Mutter-Kind-Interaktionen. Aus ihren Beobachtungen geht hervor, dass durch das Spiel die tiefsten Emotionen kleiner Kinder ausgedrückt werden. Sie führte bereits 1926 das Spiel in die Psychoanalyse mit kleinen Kindern ein (vgl. Mitchell/Friedman 1997, 41).

Dass das gelebte Spiel in der Kindheit eine wichtige Ressource für den Erwachsenen sein kann, belegte auch C. G. Jung. Die Zeit zwischen seinem sechsunddreißigsten und zweiundvierzigsten Lebensjahr war für Jung eine kritische. Nachdem seine Freundschaft zu Sigmund Freud geendet hatte, lebte er zurückgezogen in einem Zustand der Isolation und des inneren Chaos. Erinnerungen aus seiner Kindheit tauchten auf:

„Damals hatte ich leidenschaftlich mit Bausteinen gespielt. Ich erinnerte mich deutlich, wie ich Häuschen und Schlösser gebaut und Tore mit Bögen über Flaschen gewölbt hatte. Etwas später verwendete ich natürliche Steine und Lehm als Mörtel. Diese Bauten hatten mich während langer Zeit fasziniert. Zu meinem Erstaunen tauchte diese Erinnerung auf, begleitet von einer gewissen Emotion. ‚Aha', sagte ich mir, ‚hier ist Leben! Der kleine Junge ist noch da und besitzt ein schöpferisches Leben, das mir fehlt. Aber wie kann ich dazu gelangen?' Es schien mir unmöglich, die Distanz zwischen der Gegenwart, dem erwachsenen Mann und meinem elften Jahr zu überbrücken. Wollte ich aber den Kontakt zu jener Zeit wieder herstellen, so blieb mir nichts anderes übrig, als wieder dorthin zurückzukehren und das Kind mit seinen kindlichen Spielen wieder aufzunehmen.

Dieser Augenblick war ein Wendepunkt in meinem Schicksal, denn nach unendlichem Widerstreben ergab ich mich schließlich darein zu spielen. (...) So machte ich mich daran, passende Steine zu sammeln, teils am Ufer des Sees, teils im Wasser, und dann begann ich zu bauen: Häuschen, ein Schloss – ein ganzes Dorf. Es fehlte noch die Kirche, und so machte ich einen quadratischen Bau mit einer sechseckigen Trommel darauf und einer quadratischen Kuppel. (...) Natürlich machte ich mir Gedanken über den Sinn meines Spielens und fragte mich: ‚Was tust du eigentlich? Du baust eine kleine Siedlung auf und vollführst das wie einen Ritus!' Ich wusste keine Antwort, aber ich besaß eine innere Gewissheit, dass ich auf dem Weg zu meinem Mythos war. Das Bauen war nämlich nur ein Anfang. Er löste einen Strom von Phantasien aus, die ich später sorgfältig aufgeschrieben habe." (Jaffé 1990, 177 f).

In der Auseinandersetzung mit sich selbst malte Jung als Erwachsener Bilder und entdeckte die heilende Wirkung des Spiels wieder: Am Ufer des Zürichsees beschäftigte er sich mit Steinen und Erde und gab sich spielerisch seinen Gestaltungen hin. Ein Strom von Phantasien war die Folge. Jung beschloss seinen Fokus nicht länger auf die akademische Laufbahn zu legen. Er begann sich verstärkt seiner inneren Persönlichkeit, der Auseinandersetzung mit dem Unbewussten und der Konkretisierung seiner Methode zuzuwenden (vgl. Jaffé 1990, 197).

Auch Jungs Schülerin Dora M. Kalff legte großen Wert auf das Thema Spiel. Wie bereits erwähnt gilt sie als die Begründerin der Sandspieltherapie. Kalff bezog sich immer wieder auf Schillers Ausspruch: „Denn, um es endlich einmal herauszusagen, der Mensch spielt nur, wo er in voller Bedeutung des Wortes Mensch ist, und er ist nur da ganz Mensch, wo er spielt." (Schiller 1966, 48 f).

Eigenzeit

In unserer schnelllebigen Zeit sind Phasen des Innehaltens und Ruhens notwendig. An den Kindern wird spürbar, dass sie ihre Eigenzeit brauchen. Jedes Kind hat seinen eigenen Rhythmus, in dem es sich entwickelt. Sollen Kinder etwas leisten, was nicht ihrer Entwicklung entspricht, können sich beispielsweise Versagensängste oder Defizite im Selbstwertgefühl äußern. Kinder halten damit ein Stoppzeichen vor und signalisieren: „So kann ich nicht mehr. Ich brauche eine Pause. Ich brauche Verständnis, Zuwendung und Zeit."

Störungen sind Appelle an unsere Aufmerksamkeit. Die Psychotherapie bietet einen Erfahrungsraum, wo diesen Appellen Gehör geschenkt wird und die verlorene Zeit nachgeholt werden kann. Sie wird mit Hilfe von außen zurückgeholt.

Aufgrund meiner therapeutischen Erfahrungen mit Eltern und Kindern scheinen mir fünf Verhaltensweisen von Erwachsenen gegenüber Kindern wichtig:

1. Kinder brauchen Vorbilder, damit sie Sicherheit gewinnen.
2. Kinder benötigen unser Vertrauen und ausreichend Zeit, um zu spielen, zu lernen und sich zu entwickeln.
3. Erwachsene sollten Kindern Orientierung und Ordnung ermöglichen, ihnen aber auch empathisch gegenübertreten und sie nicht in ein starres Korsett erzieherischer Maßnahmen zwingen.
4. Erwachsene sollten Kinder für das, was sie können, loben anstatt sie dafür zu tadeln, was sie nicht können.
5. Erwachsene sollten Kinder als einmalige Individuen betrachten, die mit ihrem Erfindergeist dem Leben neugierig und interessiert gegenüber treten.

Kinder als Magier

Die frühe Kindheit ist die Zeit der magischen Erfassung der Welt. Die Kinderpsychoanalytikerin Selma Fraiberg (1918–1981) beschäftigte sich mit der geistigen Gesundheit blinder Neugeborener. Unter magisch verstand sie nicht das Leben in einer verzauberten Welt, in der alle tiefsten Sehnsüchte befriedigt werden. Vielmehr war Fraiberg der Ansicht, dass das Kind im psychologischen Sinne ein Magier sei, da sein frühester Begriff von der Welt ein magischer ist. In der kindlichen Magie werden Dinge gesehen, die wir als Erwachsene nicht wahrnehmen. Phantasiegestalten verwandeln sich zu imaginären Spielkameraden, Murmeln, Steine und Stofftiere werden belebt. Kleine Kinder glauben, dass ihre Gedanken und Handlungen wünschenswerte Ereignisse hervorbringen können. Sie fühlen sich in der Lage sich und andere zu verzaubern. Die Phantasiewelt der Kinder scheint unbegrenzt zu sein.

Bei einer gelungenen und tragfähigen Beziehung werden Eltern von ihren Kindern als magische Geschöpfe erlebt, die wunderbare Taten vollbringen. Wenn Kinder sich auf diese mächtigen Wesen verlassen können, gelingt es ihnen Spannungen und Ängste abzubauen (vgl. Fraiberg 1992, 19). Ist das nicht der Fall, treten Irritationen in der Eltern-Kind-Kommunikation auf.

Für Erwachsene ist es meines Erachtens wichtig genau zuzuhören und abzuwägen, aus welchem Hintergrund ein Kind spricht. Erwachsene sind aufgefordert, Elternempathie zu entwickeln und der Magie ihren Zauber zu lassen.

Das Wirken kindlicher Magie wird in folgendem Beispiel deutlich: Die Klientin Frau E. war in ihrer Kindheit einer besonderen Traumatisierung ausgesetzt. Ihr Gefühl von Vertrauen wurde in seinen Grundfesten erschüttert. Das damals achtjährige Mädchen besuchte eines Nachmittags seine beste Freundin. Wieder zu Hause berichtete es seiner Mutter: „Die Mama von der Marie war heute so böse." Wenige Stunden nach dem Besuch des Mädchens bei seiner Freundin wurde diese von ihrer Mutter ermordet. Frau E. entwickelte daraufhin in ihrer Kindheit massive Ängste, ihr könne das Gleiche von ihrer eigenen Mutter, einer liebevollen und fürsorgenden Frau, angetan werden. Eine Schulkollegin hatte zu ihr gesagt: „Dir passiert nun das Gleiche."

Frau E. begann nach dem Mord an ihrer Freundin zu zeichnen und erinnert sich an ein Bild mit einer dicken Mauer: Auf der linken Seite der Mauer Maries Mutter, auf der rechten Seite der Mauer Marie. Frau E. zeichnete sich selbst neben die Mauer mit einer Sprechblase aus ihrem Mund und dicker Schrift: *„NEIN!!! NICHT!!!!"* In ihrer kindlichen Vorstellung versuchte die Klientin Strategien zu entwickeln, um die Tragödie im Nachhinein durch Magie, die sich in der dicken, undurchlässigen Mauer ausdrückte, zu verhindern. In einem der folgenden Fallbeispiele (Die Brücke in die Freiheit), wird die traumatische Erfahrung von Frau E. noch gesondert erläutert.

Ein weiteres Beispiel von kindlicher Magie: Der siebenjährige Thomas kommt in die Kindertherapie. Er hat seinen Vater mit zwei Jahren verloren und kaum Erinnerungen an ihn. Ein Abschlussbild am Ende der Therapie zeigt Eindrucksvolles:

Abb.3: Thomas, Geschenkpäckchen für den Vater

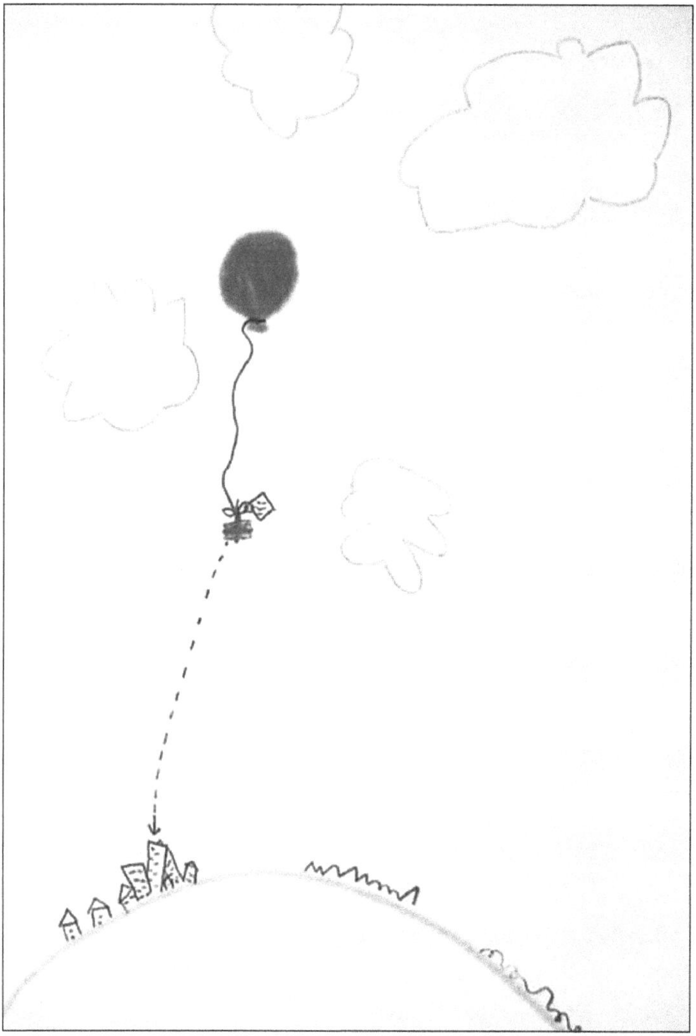

Der Junge befindet sich im Hochhaus und lässt einen Luftballon mit einem Geschenkpäckchen für seinen Vater zum Himmel steigen. Dem Kind ist es während des therapeutischen Prozesses auf der Symbolebene gelungen, eine innere Verbindung zum toten Vater wiederzufinden.

Es ist nicht immer möglich Kinder vor Leid und Verletzungen zu schützen. Eltern und Bezugspersonen können jedoch bei der Bewältigung von Traumatisierungen hilfreich sein. Die Qualität der elterlichen und fachlichen Unterstützung spielt dabei eine große Rolle. Bei allem Schmerz, Zorn und Trauer, die Kinder und Eltern erleiden, helfen Gefühle der Zusammengehörigkeit und Fürsorge füreinander. Dadurch wird es möglich wieder Sicherheit und Vertrauen in die Zukunft zu gewinnen. Es ist schön mitzuerleben, wenn unsere Kinder innerlich frei ins Leben gehen, um sich selbst zu verwirklichen. Wenn es gelingt ihnen diese Freiheit vorzuleben und zu gewähren, geben wir ihnen die Sicherheit mit, die sie für ihr Leben brauchen.

Resilienz und Ressourcen

Menschen, die sich trotz psychischer Belastungen selbst regulieren können und Ressourcen zur seelischen Stabilität entwickeln, bezeichnet man als widerstandsfähig und resilient. Der Kommunikationstrainer und Autor René Bornobus definiert Resilienz als Schlüssel zu einer gesunden Zukunft, weil sie hilft Probleme und Turbulenzen aus eigener Kraft zu bewältigen (vgl. Bornobus 2011, 13).

Folgende Passage des Schriftstellers William Horwood (geb. 1944) aus seinem Buch, „Der Junge, der keine Schuhe hatte“, zeigt ein eindrucksvolles Beispiel eines resilienten Kindes. Horwood erzählt in seinem Buch von einem kleinen Jungen, der eine traumatisierende Kindheit bei seiner überforderten Mutter erlebte. Er wurde von ihr abgewertet und immer wieder im Stich gelassen. Das Zitat gibt die Gefühle des verwahrlosten, sich selbst überlassenen Kindes wieder, als ein Freund der Mutter ihm ein Paar Schuhe als Geschenk überreichte.

„Der Damals-Mann hat mir die Schuhe geschenkt. Das hat er getan, ich weiß es noch ganz genau. Ich weiß, dass er es war. Daran kann ich mich erinnern. Das war die einzige Erinnerung, die mich auch in der dunkelsten Zeit nicht verließ. Als ich zitternd dasaß, wünschte ich mir von ganzem Herzen, dass er eines Tages käme, um mich zu holen. Ich wünschte mir, dass er mich wieder bei der Hand nahm. Ich wünschte mir, ihm eines Tages zeigen zu können, dass ich mir die Schuhe selbst zubinden konnte. (...) Aber eines wusste ich: Ich hatte die Schuhe und sie gehörten mir, und so lange ich sie tragen oder nur an mich drücken konnte, wäre ich nie ganz allein, keine Sekunde, und außerdem wäre ich immer geborgen. (...) ich konnte mich an das große Gebäude mit den Kisten, der Sonne und dem Staub erinnern (...) und daran, dass ich vor langer, langer Zeit einmal genug geliebt worden war, um ein paar Schuhe zu bekommen, die mir gehörten, mir ganz allein." (Horwood 2006, 19).

Durch das wunderbare Geschenk der Schuhe erlebte sich der Junge zum ersten Mal wahrgenommen und geachtet. Er entwickelte Ressourcen, um sein Leben selbst in die Hand zu nehmen und seinen Weg zu gehen.

Die Entwicklungspsychologin Emmy Werner (geb. 1929) schenkte der Bedeutung von Resilienz in ihrem *Hawaii-Projekt* Beachtung. Im Zuge dieser Studie wurden auf der Insel Kauai 698 Kinder aus so genannten hohen Risikofamilien bis ins Erwachsenenalter beobachtet. Sie wuchsen in emotional gestörten Milieus unter Umständen auf, die die gesunde Entwicklung eines Kindes erschweren können. Bei etwa zwei Drittel der Kinder zeigten sich später Auffälligkeiten wie Kriminalität, Alkohol- und Drogensucht, Lernbehinderungen und emotionale Instabilität. Etwa ein Drittel der Kinder erlebte trotz ungünstiger Umstände und Startbedingungen ein erfülltes Erwachsenenleben. Die Probandinnen und Probanden dieser Gruppe hatten in ihrer Kindheit über zwei Jahre hinweg mit mindestens einem Menschen in der nahen Umgebung Kontakt, der ihnen Wertschätzung, bedingungslose Liebe und Freiheit für eigene Entscheidungen entgegenbrachte. Als Kind wurde ihnen das Gefühl vermittelt, dass jemand an sie glaubte (vgl. Suess/Pfeiffer 2003, 38 ff).

Diese interessanten Ergebnisse bestätigen die Sichtweise des Begründers der Bindungstheorie John Bowlby (1907–1990). Der Kinderarzt und Psychoanalytiker wies auf die Wichtigkeit hin, in Krisenzeiten Menschen des Vertrauens zu haben, die an uns glauben. Seine oft zitierten Worte bringen dies zum Ausdruck:

„Menschen jeden Alters wirken am glücklichsten und nutzen ihre Begabungen auf die vorteilhafteste Weise, wenn sie die Gewissheit haben, dass mindestens eine Person hinter ihnen steht, die ihr Vertrauen besitzt und ihnen zu Hilfe kommt, falls sich Schwierigkeiten ergeben."

Meine therapeutischen Erfahrungen zeigen, dass sich psychisch schwer traumatisierte Kinder im Erwachsenenalter stabilisieren können. Die meisten von ihnen erinnern sich an mindestens eine Ressource in der Kindheit, die ihnen Kraft gab durchzuhalten. Sie waren in der Lage sich auf ihre Kompetenzen zu besinnen und gestärkt aus der Krise hervorzugehen.

Ein Beispiel dazu: Eine erwachsene Klientin wurde von ihrer psychotischen Mutter in der Kindheit schwer vernachlässigt. So beschäftigte sie sich viel allein und hatte die uneingeschränkte Möglichkeit zu malen und am Bach mit Ton zu formen. Als Erwachsene blieben das Malen und Gestalten wichtige Ressourcen für sie. Sie begann ihre Kunstwerke auf Ausstellungen zu präsentieren. Das Bild der Mutter Gottes Maria, das sie als Kind in einer Bibel entdeckte, faszinierte die Klientin bereits in jungen Jahren. Sie spürte instinktiv: Diese Urmutter verkörpert wahre Mütterlichkeit. Das Marienbild bot ihr Halt und Schutz vor der eigenen psychotischen Mutter, die ihr keine emotionale Sicherheit bieten konnte. Zusammen mit ihrer Erfahrung einer positiv erlebten Großmutter-Beziehung zeigt sich hier nach C. G. Jung die heilende Wirkung des Archetyps der guten Mutter.

Theoretischer Hintergrund

Begriffe aus der Analytischen Psychologie

Die Analytische Psychologie wurde von Carl Gustav Jung (1875–1961) im Jahre 1911 zur Behandlung von psychischen Störungen und Lebenskrisen in der Schweiz begründet. Durch Ausbildungsinstitute ist sie in zahlreichen Ländern der Welt vertreten. Mit der Psychoanalyse nach Sigmund Freud (1856–1939) und der Individualpsychologie nach Alfred Adler (1870–1937) zählt die Analytische Psychologie zu den drei großen tiefenpsychologischen Schulen.

C. G. Jung war Psychiater und interessierte sich bereits in jungen Jahren für die Individualität seiner Patientinnen und Patienten. Er war der Ansicht, dass die Entwicklung einer Störung im Erwachsenenalter von der Art und Weise abhängt, wie die frühen Erfahrungen in der Kindheit aufgenommen und verarbeitet wurden. Das erklärt, warum beispielsweise mehrere Geschwister aus einer Familienkonstellation mit den gleichen Startbedingungen ihr Leben unterschiedlich meistern. Mit dieser Einsicht legte Jung damals bereits einen Grundstein für die Erkenntnisse der heute aktuellen Resilienzforschung. Unter Resilienz versteht man, wie bereits besprochen, die Fähigkeit, Krisen unter Rückgriff auf persönliche Ressourcen zu bewältigen und als Anlass für weitere Entwicklungsschritte zu nutzen.

Die Analytische Psychologie bietet die Grundlage meiner therapeutischen Arbeit und des Sandspiels. Auf diese Basis aufbauend sollen nun einige Begriffe erklärt werden, die mit der Analytischen Psychologie in Zusammenhang stehen und in den im Buch vorgestellten Fallgeschichten und Träumen Bedeutung haben. Für die Erläuterungen orientiere ich mich an Jung, verwende aber meine eigenen Formulierungen.

Individuation

Im Zentrum der Analytischen Psychologie steht die *Individuation.* Sie ist gleichzusetzen mit einem seelischen Prozess der Ganzwerdung, der

Unabhängigkeit und Authentizität, um ein angelegtes Potential zur Entfaltung zu bringen. Ein Zitat Jungs bringt dies zum Ausdruck: „Ein Fortschritt beginnt daher immer mit Individuation, das heißt damit, dass ein Einzelner, seiner Vereinzelung bewusst, einen neuen Weg durchs bisher Unbetretene bahnt." (Jung 1995, 71). Das Ziel der Analytischen Therapie ist die persönliche Entwicklung zu fördern und seelische Ausgeglichenheit sowie einen gelungenen Umgang mit Lebenskrisen zu erreichen.

Unbewusstes

Das *Unbewusste* besteht aus zwei Schichten: dem *persönlichen* und dem *kollektiven* Unbewussten. Das persönliche Unbewusste umfasst Inhalte, die vergessen, verdrängt oder unterschwellig wahrgenommen werden. Sie können jederzeit wieder bewusst werden. Jung war überzeugt von der Existenz einer tieferen Schicht des Unbewussten, dem kollektiven Unbewussten. In Träumen und Phantasien gibt es archetypische Bilder und mythologische Motive, die in der Tiefe der Seele verankert sind und nicht der persönlichen Erfahrung entstammen (vgl. Hark 1998, 188).

Archetypen

Unter *Archetypen* sind in der Analytischen Psychologie Urbilder oder archaische Überreste gemeint, deren Grundlage die Instinkte sind. Bei allen Völkern dieser Erde können in bestimmten Situationen ähnliche Bilder, Phantasien und innere Erscheinungen auftreten. Als Beispiele für Archetypen gelten der alte Weise, das göttliche Kind, der Mutter- und Vaterarchetyp, der Archetyp der Wandlung, des Helden und des Räubers.

Anima und *Animus*

Anima und *Animus* verkörpern die weiblichen beziehungsweise männlichen Seeleneigenschaften im jeweils anderen Geschlecht. Sie können von der eigenen Vater- oder Mutterfigur geprägt sein und sowohl positive als auch negative Züge beinhalten. Zu den Eigenschaften des Animus zählen Initiative, Mut und Entschlossenheit. Die Anima kann die weise Führerin nach innen sein und verkörpert die weiblichen Seeleneigenschaften wie Ahnungen, Stimmungen und Gefühle. In der Analyse arbeitet man daran Anima und Animus zu integrieren. Der Bedeutungsgehalt beider Begriffe befindet sich in Diskussion.

Schatten
Der *Schatten* ist jene Seite im Menschen, die nicht wahrgenommen werden möchte und häufig auf andere projiziert wird. Je weniger der eigene Schatten bewusst ist, desto eher ist man geneigt ihn an anderen Menschen zu kritisieren. In der ersten Phase der Analyse geht es darum sich mit seinem Schatten auseinanderzusetzen und diesen zu integrieren.

Transzendente Funktion
In der Analytischen Therapie wird jenem Phänomen Beachtung geschenkt, das Jung als *transzendente Funktion* bezeichnet. Manchmal in unserem Leben und speziell in Krisensituationen haben wir das Gefühl an einer Weggabelung zu stehen. Möglicherweise gibt es zwei Wege und man ist unfähig zu entscheiden, welchen man wählen soll. Hier gilt es an dieser Weggabelung zu verharren und auszuhalten, bis sich ein dritter Weg abzeichnet. Die transzendente Funktion meint jenen Einstellungswandel, der sich in der Psyche vollziehen kann und alle bisherigen Lösungsmöglichkeiten übersteigt.

Kraft, um zu springen

Bei der Behandlung psychischer Störungen spielt die Arbeit mit Material aus dem Unbewussten eine zentrale Rolle. Die therapeutische Beziehung und die persönliche Atmosphäre des therapeutischen Raumes wirken anregend auf das Unbewusste.

Im analytischen Prozess erschließen sich die Bereiche der Traumarbeit, der Aktiven Imagination, der Arbeit mit kreativen Mitteln wie Malen, Modellieren und szenisches Darstellen. Die häufig verloren gegangene kindliche Fähigkeit zu spielen wird wiederentdeckt.

Meine therapeutische Erfahrung zeigt mir: Lässt sich ein Mensch während der Analyse ausreichend auf die Regression ein, kann er Kraft schöpfen für den nächsten Entwicklungsschritt. Oft ist ein Rückschritt, eine Regression, notwendig, bevor Hürden bewältigt werden können.

Igor Caruso (1914–1981), Psychologe und Psychoanalytiker russischer Herkunft, drückte dies so aus: „Reculer pour sauter", was so viel bedeutet wie „zurückgehen, um zu springen". Blockaden beginnen sich zu lösen und öffnen den Weg in die Progression.

An den Beispielen meiner Klientinnen und Klienten wird dieser Prozess sichtbar. Beispiel Frau S. (siehe Fallbeispiel: In die Zukunft preschen): Die Klientin wurde während der Therapie von schmerzhaften Kindheitserinnerungen heimgesucht. Als Kind fühlte sie sich ungeliebt und unwillkommen. Trotz ihres fortgeschrittenen Alters entwickelte sie während der Analyse den Mut sich ihren schmerzhaften Erinnerungen zu stellen. Es ist ihr gelungen, diese nach und nach zu integrieren.

In der analytischen Arbeit mit Kindern, Jugendlichen und Erwachsenen wird der so genannte *Widerstand* als wichtiges therapeutisches Instrument herangezogen. Entwickelt man in der Therapie genügend Ich-Stärke, verliert der Widerstand seine Notwendigkeit. Wenn wir nicht gegen sondern mit ihm arbeiten, haben wir den Sinn des Widerstandes erfasst. In einer Metapher ausgedrückt bedeutet dies: „Es ist nicht gegen den Strich zu bürsten."

Ein Beispiel von Widerstand und seiner Auflösung veranschaulicht dies: Lisa (siehe Fallbeispiel: Ich muss alle retten), neun Jahre alt, hatte den Schmerz um die tote Mutter verdrängt und war zu Hause unruhig und unausgeglichen. Zu Beginn der Kindertherapie bemerkte ich einen inneren Widerstand, der sie veranlasste, zu spät in die Stunden zu kommen. Auch stellte sie mir viele Fragen, was bei mir den Eindruck hinterließ, sie wollte von sich ablenken. Dies dauerte etwa drei Monate. Dann brach der Schmerz durch. Das Mädchen begann zu weinen und hatte das Bedürfnis mir ausführlich vom Sterbetag der Mutter zu erzählen.

Krisen bei Jugendlichen in der Adoleszenz zeichnen sich durch besondere psychische Instabilität aus. Das analytische Gespräch und die Beziehungsarbeit bilden den Schwerpunkt in der Auseinandersetzung mit Jugendlichen. Spezielle Fähigkeiten für den Umgang mit Konflikten, die durch Bestrebungen nach Autonomie und nach Ablösung hervorgerufen werden, sind erforderlich. Bei Therapien im Jugendalter geht es häufig um seelische Nachreifung sowie um das Finden der eigenen Identität und Individuation.

Über die Symbole zum Unbewussten

Die Qualität der psychotherapeutischen Beziehung bildet die Essenz der Arbeit. Die Fähigkeit der Psychotherapeutin/des Psychotherapeuten Empathie zu entwickeln und eine dialogische Beziehung herzustellen, ist für das Gelingen einer analytischen Therapie von großer Bedeutung. Von Beginn an findet auf bewusster und unbewusster Ebene eine wechselseitige Kommunikation statt.

Der Zugang zum Unbewussten zeichnet sich durch den Weg über Symbole aus. Die Möglichkeit der persönlichen Ausdrucksweise ist in den Gestaltungen des Sandspiels und in anderen kreativen Methoden wie Malen, Zeichnen und in der Arbeit mit Ton gegeben. Sie verschaffen uns einen Einblick in die seelische Befindlichkeit. Hier begegnen wir Symbolen, und es ist, als würde das Unbewusste zu uns sprechen.

In erster Linie geht es darum, sich von einem Symbol berühren und faszinieren zu lassen. Werden die auftauchenden Symbole betrachtet und integriert, fühlen wir uns mehr bei uns selber. Ein neuer Weg wird sichtbar und ermöglicht Kindern, Jugendlichen und Erwachsenen den nächsten Schritt zu setzen und aus der Krise herauszufinden.

Die Schweizer Autorin und Analytische Psychologin Verena Kast (geb. 1943) erklärt, dass anhand von Symbolen Impulse zur Selbstwerdung lebendig werden (vgl. Kast 1991, 94). Sie weist auf die jeweiligen Gegensätze hin, die bei einem Symbol zu beachten sind: „In etwas Äußerem kann sich etwas Inneres offenbaren, in etwas Sichtbarem etwas Unsichtbares, in etwas Körperlichem das Geistige, in einem Besonderem das Allgemeine. Wenn wir deuten, suchen wir jeweils die unsichtbare Wirklichkeit hinter dem Sichtbaren und ihrer Verknüpfung.“ (Kast 1994, 20).

Symbole können individuelle Bedeutung haben oder ihrer Natur und Herkunft nach kollektiv sein, zum Beispiel bei religiösen Bildern und Formen. Im Gegensatz zum Symbol bedeutet ein Zeichen etwas allgemein Gültiges. Zeichen geben übergreifend Orientierung wie zum Beispiel die Verkehrszeichen oder andere inzwischen international geläufige Piktogramme.

Träume erkunden

Durch die Träume spricht das Unbewusste zu uns. Es versucht sich über die Aussagekraft der Symbole Gehör zu verschaffen. Während Kinder noch über verschiedene Möglichkeiten des symbolischen Ausdrucks verfügen, werden die nächtlichen Träume ab dem Jugendalter zunehmend ein zentraler Zugang zum Unbewussten und zum Arbeitsmaterial in der Analytischen Therapie.

Träume sind reich an Symbolik und geben uns wichtige Einblicke in innerseelische Abläufe und in den therapeutischen Prozess. Die Erkundung von Träumen nimmt eine zentrale Rolle im analytischen Geschehen ein. In erster Linie geht es darum, die Symbole in den Träumen wahrzunehmen und sich gefühlsmäßig berühren zu lassen, um ihre Botschaft zu verstehen. „Ein Wort oder ein Bild ist symbolisch, wenn es mehr enthält, als man auf den ersten Blick erkennen kann.“ (Jung 2011, 14).

Ein Symbol übt im Traum so lange Faszination aus, bis sein Sinn erfasst ist. Danach verliert es seine Bedeutung. Für C. G. Jung versuchen Träume etwas so klar wie möglich auszudrücken. Manchmal kommt es in Träumen zu Übertreibungen, damit ihre Botschaft verständlich wird.

Den ersten Traum, der zu Beginn einer Therapie erzählt wird, nennt man Initialtraum. Er kann sowohl auf ein vorliegendes Problem aufmerksam machen, als auch auf die Prognose für das Gelingen einer Psychotherapie.

Der Initialtraum einer Klientin bringt dies zum Ausdruck: „Ich unternehme eine Reise mit einer Frau. Ich rutsche einen Berghang hinab. Es geht darum, dass ich die Hand der Frau ergreife, die mich rettend nach oben ziehen kann. Schließlich ergreife ich ihre Hand."

Monatelang hatte ich das Gefühl, die Klientin will sich von mir helfen lassen, kann aber im übertragenen Sinn meine Hand nicht ergreifen. Die Analyse bewegte sich längere Zeit an der Oberfläche dahin. Als die Klientin die Therapie beenden wollte, weil es ihr gut ging, fiel sie in eine Depression. In ihrem Schmerz tat sie den entscheidenden Schritt: Zaghaft griff sie nach meiner Hand und kam langsam aus der Depression heraus. Sie hatte nun „begriffen" (im doppelten Sinn des Wortes), was Psychotherapie bedeutet. Sie begann sich mir anzuvertrauen und auf die Analyse einzulassen.

Ein weiteres Beispiel: Ein Klient, Manager einer großen Firma, litt unter einem Burnout. Er klagte über Gefühle der Überlastung, Überforderung und über Schlafstörungen. Er erzählte folgenden Initialtraum: „Ich sitze im Auto und will losfahren. Ich kann jedoch nur den Rückwärtsgang einlegen, alles andere ist blockiert, ich komme nicht vorwärts."

Der Mann fühlte sich – im übertragenen Sinn – nicht mehr in der Lage zu starten. Er musste zurück, den Retourgang einlegen, um wieder zu sich selbst zu kommen.

Beide Initialträume, so möchte ich zeigen, gaben einen Einblick in die individuelle Problemlage – sie bestimmten das weitere Fortschreiten in der Therapie.

Methodik des Sandspiels

Vom Weltspiel zum Sandspiel

Eine spezielle tiefenpsychologische Methode, um Symbolerleben bei Kindern, Jugendlichen und Erwachsenen zu ermöglichen, ist das therapeutische Sandspiel. In diesem Kapitel soll auf die Entwicklung des therapeutischen Sandspiels in unserer Kultur hingewiesen werden. Die fernöstlichen und indianischen Wurzeln des Sandspiels wurden bereits erwähnt. Eine Quelle in unserem Kulturbereich bildet das „Weltspiel" der Londoner Ärztin und Psychoanalytikerin Margaret Lowenfeld (1890–1973). Lowenfelds Interesse galt dem Verständnis der kindlichen Psyche. Sie war eine der ersten Therapeutinnen, die sich mit der heilenden Seite des kindlichen Spielens bei der Überwindung von Störungen auseinandersetzte.

Ihre eigenen Kindheits- und Jugendjahre sensibilisierten Margaret Lowenfelds Verständnis für die innere Welt von Kindern. Sie war als Kind oft krank und litt unter Ängsten und Gefühlen von Hilflosigkeit. Ihre Ansicht war, dass durch die Sprache nicht ausreichende Informationen über die Innenwelten zum Ausdruck gebracht werden können. So widmete sie sich den unterschiedlichen Möglichkeiten der nonverbalen Kommunikation.

In London gründete Margaret Lowenfeld das „Institut for Child Psychology" (ICP), das aus der 1928 von ihr eröffneten „Clinic for Nervous and Difficult Children" hervorgegangen war. Dort entwickelte und lehrte sie ihre Methode *Weltspiel*, die sie ursprünglich *Welttechnik* nannte. Es diente dem kommunikativen Austausch und bot Kindern die Möglichkeit sprachlich schwer Ausdrückbares anhand von kleinen Spielfiguren darzustellen. Kinder gestalteten in einem speziell angefertigten Sandkasten eigene Welten, für die Lowenfeld viele Arten von Material zur Verfügung stellte: bunte Stöcke und Formen, Perlen, kleine Spielsachen aller Art, Streichholzschachteln und anderes. Sie bewahrte diese Dinge in einer Schachtel auf, die sie Wunderkiste nannte. In weiterer Folge wurden die Spielsachen der Wunderkiste übersichtlich in einem Regal sortiert.

Das Spielen mit den Figuren im Sandkasten ermöglichte Margaret Lowenfeld einen Einblick in den emotionalen und geistigen Zustand der Kinder. Es war ihr ein Anliegen die natürliche Spielfreude von Kindern zu wecken. Auch war sie von der Möglichkeit überzeugt durch kreatives Gestalten in der Kindheit das Ausagieren von aggressiven Impulsen im Erwachsenenalter zu verhindern. Das *Weltspiel* wurde für andere therapeutische und diagnostische Techniken als Grundlage herangezogen (vgl. Mitchel/Friedman 1997, 30 ff).

Die Schweizerin Dora Kalff (1904–1990) lernte Margaret Lowenfeld bei einem Vortrag kennen und entwickelte Interesse an ihrer Methode *Weltspiel*. Dora Kalff war in ihrer Kindheit und Jugend kränklich und sollte sich aus diesem Grund wenig bewegen. Dies, so sagte sie später, förderte ihre Introvertiertheit. Ihr reiches Innenleben begann sich mehr und mehr zu entfalten. Parallelen zwischen Margaret Lowenfelds und Dora Kalffs Kindheitserfahrungen sind erkennbar.

1944 zog Dora Kalff mit ihrer Familie in ein Schweizer Dorf, wo sie Gret Jung-Baumann, C. G. Jungs Tochter, kennenlernte. Beide verband eine lebenslange Freundschaft. Gret erzählte ihrem Vater von Kalffs Natürlichkeit und Gabe im Umgang mit Kindern. Auf Jungs Einladung hin begann Dora Kalff 1949 ihr Studium am Jung-Institut in Zürich.

Nach Abschluss ihres Studiums verbrachte Dora Kalff einige Zeit in London in Margaret Lowenfelds *Institut for Child Psychology*. Dort befasste sich mit dem *Weltspiel* und entwickelte Ende der 1950er Jahre die auf C. G. Jungs Gedankengut basierende Sandspieltechnik. In Absprache mit Margaret Lowenfeld nannte Dora Kalff ihre Methode *Sandspiel*, um eine Abgrenzung vom *Weltspiel* zu signalisieren.

Als Jungs Leben im hohen Alter dem Ende zuging, hatte Dora Kalff einen interessanten Traum. Darin lud Jung sie zum Essen in einen Raum ein, in dem sich ein Berg Reis befand. Er äußerte im Traum den Wunsch, sie solle ihre persönliche Auseinandersetzung mit dem Orient, an dem Dora Kalff bereits von Jugend an großes Interesse hatte, weiter pflegen. Reis kann symbolisch mit den asiatischen Kulturen in Verbindung gebracht werden, wo er ein Grundnahrungsmittel darstellt.

Sandspiel international

Die Begegnung Dora Kalffs mit fernöstlichen Lehrern bereicherte ihre Technik und machte sie auf die gemeinsamen archetypischen Grundlagen der menschlichen Erfahrungen aufmerksam. Es ergaben sich weitere Kontakte mit tibetanischen Mönchen, mit dem Dalai Lama und mit spirituellen Lehrern. Durch die Begegnung mit einem japanischen Zenmeister erkannte sie, dass Elemente des Zen in das Sandspiel einfließen. Im Zen bekommt man keine Antworten auf seine Fragen sondern ist mit eigenen Imaginationen und inneren Ressourcen konfrontiert. Die Konzentration auf das Wesentliche, das Stillwerden des menschlichen Geistes und die Betonung des Augenblicks sind wichtige Aspekte im Zen.

Ein Spruch aus dem Tao Te King, das dem Weisen Laotse zugeschrieben wird, kann im übertragenen Sinn auch für die therapeutische Tätigkeit Orientierung geben (Thomas 1991):

„Trübes Wasser wird klar,
wenn man es ruhig stehen lässt -
genauso kann man
mit Ruhe, Geduld und Zeit
die Wahrheit nach und nach
klar ans Licht treten lassen.“

In der Therapie werden durch ein „Zur-Ruhe-kommen“ die selbstheilenden Kräfte der Klientinnen und Klienten angeregt. Dora Kalff zeigte großes Interesse für die reiche Symbolwelt des tibetanischen Buddhismus, der sich in einem tiefen Mitgefühl für alle Lebewesen ausdrückt.

Ihr Verständnis für die psychischen Prozesse ihrer Klientinnen und Klienten wurde dadurch bereichert (vgl. Mitchell/Friedman 1997, 79 ff).

Dora Kalff gelang es, weltweit Verbindungen herzustellen. Sie gründete 1985 in der Schweiz die internationale Gesellschaft für Sandspieltherapie, durch die länderübergreifend der Austausch von Wissen und Erfahrungen weitergepflegt wird (vgl. Kalff 1996, 160).

Das Sandspiel ist heute international bekannt und findet besondere Aufmerksamkeit in den USA und in Japan. Kalff hatte die Möglichkeit das Sandspiel in Japan zu lehren, wo die Methode gut angenommen wurde. Seinem Inneren mit wenigen Worten Ausdruck zu verleihen, entspricht der japanischen Sozialisation. Gefühle werden häufig nonverbal kommuniziert. Auch das in Japan praktizierte und beliebte Herstellen von Miniatur-Sandgärten vollzieht sich in Stille und Achtsamkeit.

Was das Sandspiel kann

Das Sandspiel fördert die Spiellust. Es ermöglicht, einen Zugang zur Imagination und zum Unbewussten zu entdecken. Dadurch werden innere Prozesse nach außen transportiert und sichtbar gemacht. Ein unbewusstes Problem kann ins Bewusstsein treten, auch wenn dessen Ursache bis in die Kindheit zurückreicht. Ruth Amann, Sandspielexpertin und Analytische Psychologin aus der Schweiz, weist darauf hin, dass das Sandspiel besonders für Erwachsene und Kinder mit Irritationen in ihrer frühen Entwicklung geeignet ist. Auf nonverbale, spielerisch-schöpferische Weise vermag es in die tief liegenden seelischen Schichten der frühen Kindheit zurückzuführen (vgl. Amann 2001, 21).

Das Sandspiel muss aber keine Regression in die Kindheit bedeuten. Auch in akuten Krisensituationen können durch das Phantasiespiel positive Veränderungen stattfinden. Durch das Erbauen der inneren Bilder wird eine momentane psychische Situation oder ein unbewusstes Problem in die äußere Welt gebracht und so sichtbar gemacht (vgl. Kalff

1996, 15). Die Selbstheilungskräfte der Klientinnen und Klienten werden aktiviert. Sandbilder wirken im Unbewussten weiter und zeigen im Laufe der Therapie den Fortschritt der psychischen Entwicklung auf.

In der Arbeit mit Sand wird den Klientinnen und Klienten in einem Regal eine Auswahl von vielen kleinen Figuren aus unterschiedlichem Material angeboten: Menschen unterschiedlicher Typen, Ritter, Indianer, Soldaten, wilde und gezähmte Tiere, Häuser verschiedener Baustile, Brücken, Bäume, Zäune, Autos, Steine, Muscheln und vieles mehr.

Beim Sandkasten handelt es sich um einen Tisch mit den Maßen 57 x 72 cm, dessen Oberfläche etwa 7–9 cm vertieft und mit Sand gefüllt ist. Diese Größe ist für das Blickfeld sowohl von Kindern als auch von Erwachsenen erfassbar. Die Innenseite des Sandkastens ist in Blau gehalten, um Meer, Seen oder andere Gewässer darstellen zu können.

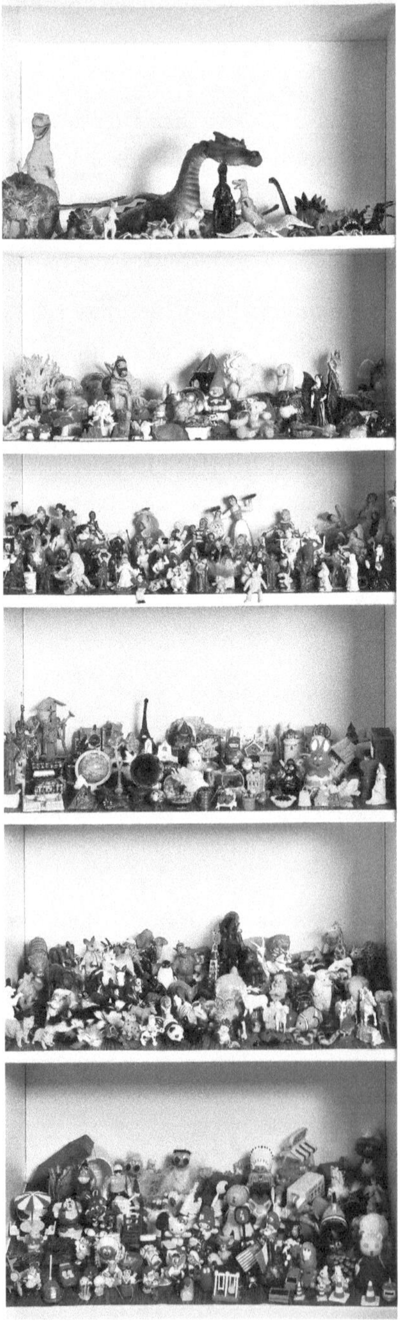

Abb. 4: Regal für Figuren

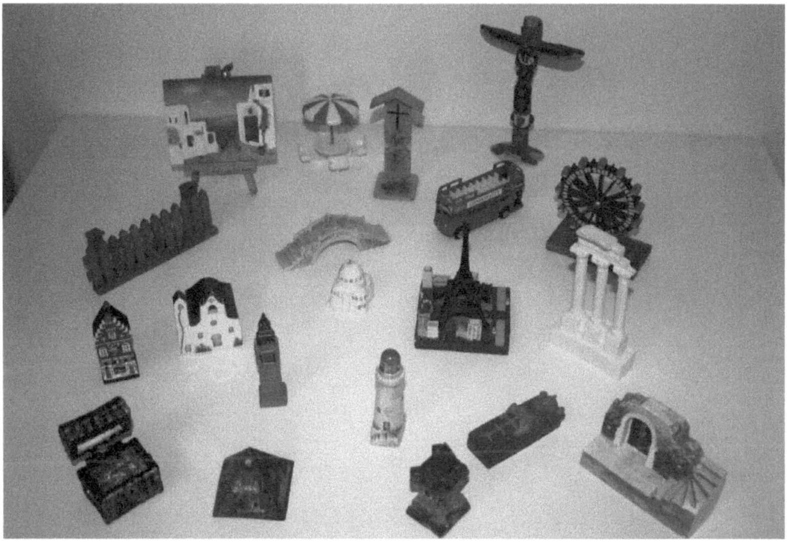

Abb. 5: Figuren: Bauwerke

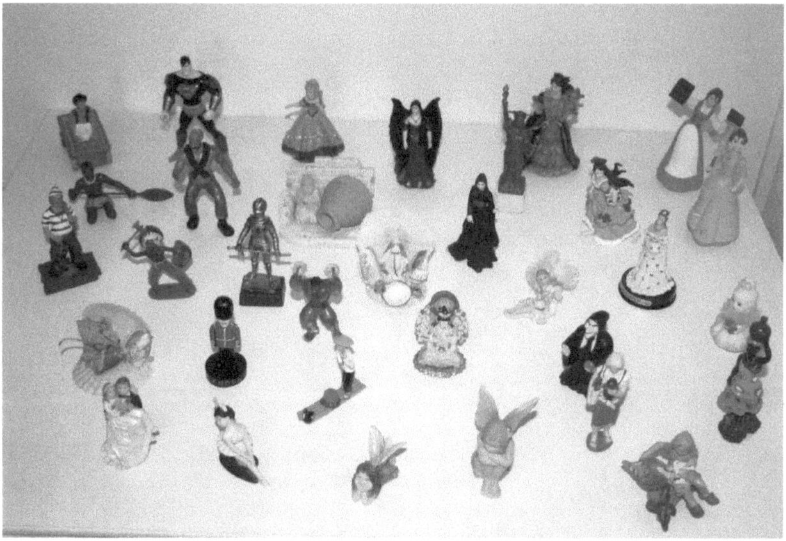

Abb. 6: Figuren: Menschen

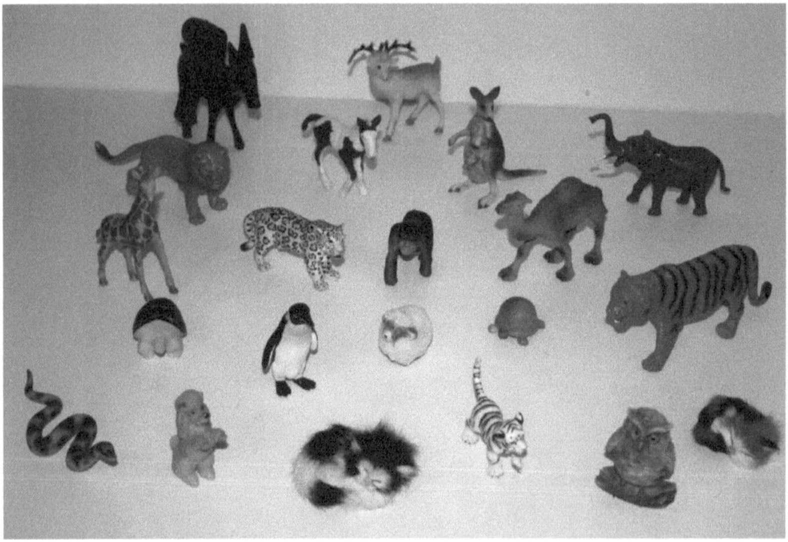

Abb. 7: Figuren: Tiere

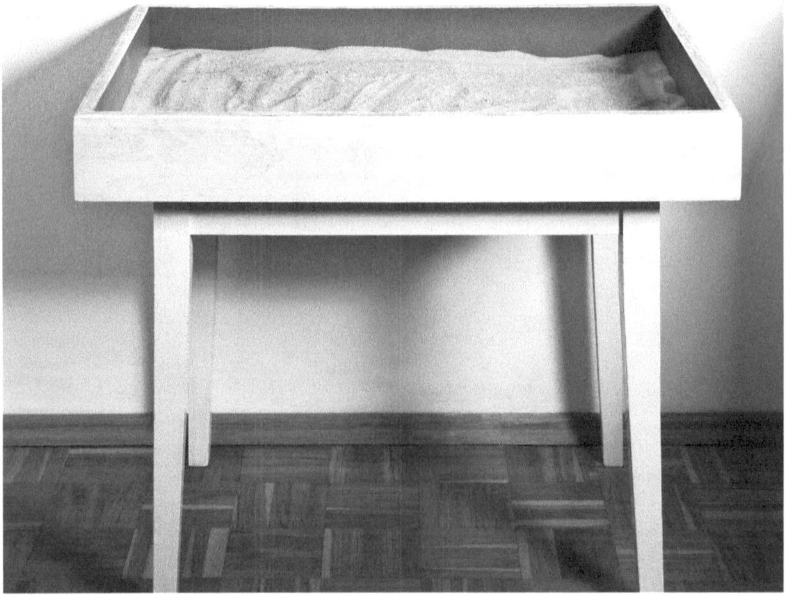

Abb. 8: Sandkasten

Unter den verschiedenen Gegenständen und Figuren wird beim Sandspiel nun eine individuelle Auswahl getroffen. Aus der eigenen Phantasie heraus entsteht ein Bild im Sand.

Eine bedeutende Rolle kommt in der Arbeit mit Sand den Symbolen zu. Über die Bedeutung von Symbolen sagt Alexander von Gontard, Direktor der Klinik für Kinder- und Jugendpsychiatrie und Psychotherapie im Saarland, Homburg:

„Bei der Sandspieltherapie sind die Symbole nicht nur imaginiert, sondern können konkret betrachtet und berührt werden. Die ‚symbolische' Innenwelt wird nach außen projiziert. Sie ist dadurch direkter erlebbar." (Gontard von 2007, 64).

Begleitung von Sandspielprozessen

Die Arbeit im Sand ist als kreativer Prozess zu verstehen. Der Sandkasten bietet einen freien und doch geschützten Raum, in dem sich die Imaginationen entfalten können.

„Es ist die Aufgabe des Therapeuten, einen solchen Raum zu schaffen, einen Freiraum, innerhalb dessen sich der Klient akzeptiert fühlt. Dieser Raum wird durch die Tatsache geschützt, dass der Therapeut die Grenzen seiner Klienten erkennt. Sie vertrauen ihm. Auf diese Weise werden negative oder zerstörerische Tendenzen nicht unterdrückt, sondern aufgezeigt und verwandelt." (Kalff in Mitchell/Friedmann 1997, 122).

Die Vorgehensweise ist folgende: Die Klientin/der Klient wird während einer Therapiestunde zum Sandspiel eingeladen. Die Therapeutin/der Therapeut nimmt sich zurück und beobachtet und begleitet still das Geschehen. Nach dem Entstehen eines Sandbildes erfolgt gemeinsam eine aufmerksame Betrachtung des Bildes. Dieser Moment ist etwas Besonderes. Ich erinnere an dieser Stelle an die bereits erwähnte Faszination

Joseph Campbells, als er die Navajos beim Herstellen von Sandbildern beobachtet hat. Häufig sind die Klientinnen und Klienten ergriffen und erstaunt über ihre Kreationen. Man kann sich erkundigen, wo sich die Gestalterinnen und Gestalter selber in ihrem Bild befinden. Kinder benennen auch Eltern, Geschwister, Angehörige, Freunde oder andere Menschen im Bild. Das gibt oft schon einen interessanten Einblick: Ist ein Kind gar nicht vorhanden und die Schwester als Glücksschwein im Zentrum des Bildes? Oder ist ein Kind ein brüllender Löwe, der alle anderen einschüchtert?

Das Erbauen eines Sandbildes kann nach Belieben unterschiedlich lange dauern – gewöhnlich von ein paar Minuten hin bis zu einer halben Stunde. Es gibt nur die zeitliche Begrenzung einer therapeutischen Einheit von einer Stunde. In dieser Zeit sollte allerdings noch Platz für die gemeinsame Betrachtung sein.

Geschlechtsspezifisch gesehen bevorzugen meiner Erfahrung nach Mädchen vorwiegend Feen und Elfen, Jungen gestalten interessanterweise mit Vorliebe Kriegsszenen mit Tod und Wiedergeburt. Tiere werden von Jungen und Mädchen gleichermaßen benutzt, Dinosaurier und wilde Tiere eher von Jungen. Manche Kinder gehen nach dem Erbauen ins Phantasiespiel, beginnen Szenen zu erfinden und verändern dabei ihre Bilder. Meine Erfahrung mit Vorschulkindern ist, dass diese im Gegensatz zu Erwachsenen gerne sehr viele Figuren im Sand platzieren.

Kinder erzählen bereitwillig und gern über ihre Gestaltungen. Ganze Geschichten sind dabei schon entstanden. Am Ende der Stunde präsentieren die meisten Kinder den Eltern stolz ihr Sandbild und erzählen, was sich hier ereignet. Es ist von Vorteil, Eltern im Erstgespräch darauf vorzubereiten, dass Kinder möglicherweise ihr Sandbild nicht herzeigen wollen. Dieser Wunsch ist zu respektieren. Durch das Einbeziehen der Sandspieltherapie wird die Aufmerksamkeit der Eltern gefördert. Sie erfahren, was ihre Kinder beschäftigt. Außerdem werden bei den Eltern Prozesse angeregt, durch die sie ihre Kinder auf neue Art wahrnehmen und besser verstehen können.

In den ersten drei Therapiestunden geben die Bilder einen Einblick in die Störung beziehungsweise in die Problematik, unter der ein Kind leidet. Bei länger dauernden Therapien gestaltet sich die Arbeit im Sandkasten als Möglichkeit. Es kann sein, dass die Abstände, in denen Sandbilder gebaut werden, größer werden. Dann sind vielleicht Malen, Rollenspiele und anderes Gestalten in den Vordergrund gerückt.

Erwachsene gestalten in meiner Praxis erfahrungsgemäß alle paar Monate ein Bild, da eher der therapeutisch-analytische Dialog, die Traumanalyse und die Aktive Imagination im Fokus der Erwachsenenarbeit stehen. Die Arbeit mit Erwachsenen ermöglicht eine tiefer gehende Reflexion und Erörterung des Sandbildes und eines dargestellten Konfliktes. Nicht selten eröffnen sich den Erwachsenen neue Blickwinkel bei der Betrachtung ihrer persönlichen Problematik. Dies kann dem weiteren therapeutischen Geschehen eine neue Tiefe verleihen. Bei Klientinnen und Klienten aller Altersgruppen ist immer wieder Faszination und Ergriffenheit feststellbar, wenn sie nach dem Erbauen ihre Kunstwerke betrachten.

Das Initialbild

Das erste Sandbild, das in einer Analyse gebaut wird, ist das so genannte Initialbild. Wie der erste Traum, der in einer Analyse erzählt wird, hat auch das Initialbild prognostischen Charakter und gibt einen Einblick in den inneren Seelenzustand der Klientin/des Klienten. Die momentane Lebenssituation wird spiegelbildlich im Sand dargestellt.

Das Betrachten der Bilder kann ein Gefühl der Lebendigkeit hervorrufen, aber auch innerlich aufrütteln, zu Unruhe und Irritationen führen und tief nachwirken. Aus diesem Grund ist eine professionelle Begleitung von Sandspielprozessen bedeutend.

Am Beispiel des Initialbildes meiner Klientin Frau S. (Fallbeispiel: In die Zukunft preschen) wird dies sichtbar. Eindrucksvoll wird der Wunsch der siebzigjährigen Frau zum Ausdruck gebracht, als schwarzer Rappe durch ihre Kindheitsgeschichte hindurch in ein Stück Zukunft aufzubrechen. Dieses Bild hat die Klientin sehr berührt und aufgewühlt. In der Folge hat es einen, wenn auch für sie anstrengenden, Heilungsweg initiiert.

Sandbilder betrachten

Jungianerinnen und Jungianer haben in den vergangenen Jahrzehnten verschiedene Möglichkeiten in Erwägung gezogen ein Sandbild zu betrachten. In erster Linie geht es darum sich durch das Sandbild berühren und faszinieren zu lassen. Die Sprache der Symbole bringt mögliche Probleme, Befindlichkeiten und Wünsche zu einem ersten Ausdruck. Sollte beim Bauen oder beim Betrachten des Bildes kein rationales Verstehen möglich sein, kann dennoch seelische Energie in Gang kommen. Das Sandspiel fördert außerdem die bereits erwähnte transzendente Funktion, der die Möglichkeit innewohnt einen Übergang zu einer neuen Einstellung ans Tageslicht zu bringen (vgl. Kalff 1996, 162).

Ingrid Riedel (geb. 1935), Schweizer Autorin und Analytische Psychologin, bezieht kreative Techniken wie Malen und Zeichnen in ihre therapeutische Arbeit mit ein. Riedel hat eine Raumsymbolik entworfen, die für das Betrachten von Bildern relevant sein kann. Für die Entschlüsselung der Symbolik ist es hilfreich die links-rechts-Richtung des Dargestellten, das Fadenkreuz und die vier Quadranten zu beachten (Riedel 1988, 39).

Folgende Darstellung orientiert sich an Riedels Raumsymbolik und zeigt uns eine Möglichkeit Sandbilder zu betrachten:

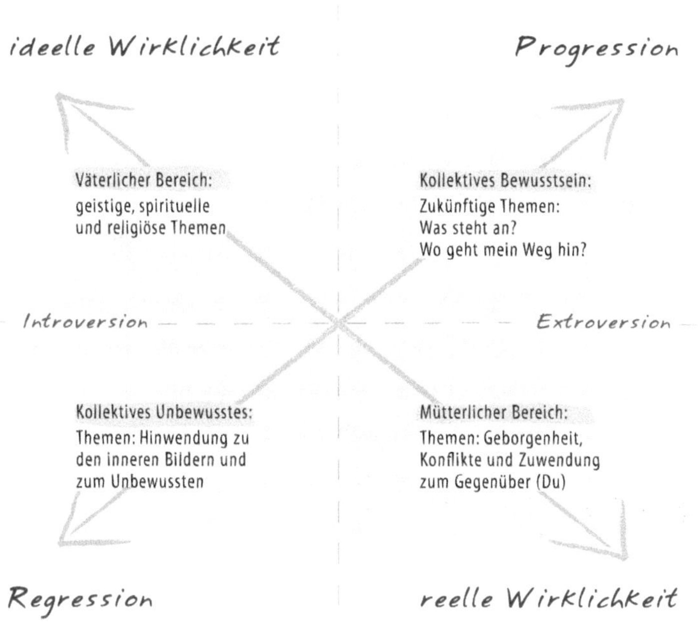

Abb. 9: Raumsymbolik (Basis: I. Riedel, Graphik nach C. Groß)

Der linke Bereich wird dem Unbewussten, dem Vergangenen und der Regression zugeordnet, während der rechte Bereich dem Bewusstsein, dem Zukünftigen und dem Progressiven gilt. Riedel weist darauf hin, dass die aus der Tiefe kommenden inneren Bilder im linken unteren Quadranten Ausdruck des kollektiven Unbewussten sind. Archetypische Symbole führen uns hier in die Innenwendung und Regression. Die aus dem kollektiven Unbewussten auftauchenden Bilder haben immer auch ein schöpferisches Potential in sich, das in die Zukunft weisen kann. Der rechte untere Quadrant ist nach Riedel der Bereich der Erde, Materie, Geborgenheit, des Urvertrauens und des Mütterlichen. Ein vorliegender Konflikt kann hier zum Ausdruck gebracht und sichtbar werden.

Insgesamt wird der obere Bildbereich symbolisch dem Geistigen und dem Himmel zugeordnet. Der linke obere Quadrant hat Anteil am Unbewussten und Zugang zum Spirituellen, Väterlichen sowie zum Abseits,

Abgehobenen und Ewigen. Meiner Erfahrung nach werden häufig Kapellen, Kirchen und religiöse Symbole in diesem Bildbereich platziert. Der Quadrant rechts oben zeigt eine mögliche Tendenz zur Befreiung und Entwicklung und ist zukunftsweisend. Entwicklungsprozesse können hier sichtbar werden und ins Konkrete führen. „Als Zielpunkt solcher Entwicklungen und Bewegungsrichtungen im Bild, die im unteren linken Quadranten ihren Ausgang genommen haben, zeigt der Rechtsobenquadrant jedoch die Befreiungs- und Bewusstwerdungstendenz dieser Entwicklungen an, bis hin zu ihrer Verwirklichung in der Realität“ (Riedel 1988, 41). Das symbolische Raummodell erweist sich nach Ingrid Riedel als eine Landkarte der Psyche und ihrer Befindlichkeiten im Leben (vgl. Riedel 1988, 39 ff).

Aufgrund meiner Erfahrungen kann ich dem Modell der Raumsymbolik von Ingrid Riedel zustimmen. Deshalb werden wir ihrer Betrachtungsweise in der Darstellung meiner Fallbeispiele noch öfters begegnen.

Einblick in den therapeutischen Salon

Achtsam begleiten

Die Leserinnen und Leser sind nun eingeladen in die Welt des Unbewussten mit einzutreten und an den persönlichen Gestaltungen und Individuationswegen teilzuhaben. Meine Klientinnen und Klienten werden in schwierigen Situationen vorgestellt, die individuell oder gesellschaftlich ausgelöst wurden.

Die Fallgeschichten bewegen sich auf der Realitätsebene und sind nicht als detailreiche Wiedergabe, sondern als exemplarische Skizze eines Prozesses wahrzunehmen. Im Vordergrund steht dabei für mich mein Respekt vor der Offenheit meiner Klientinnen und Klienten, der ich mit Würde und Achtsamkeit begegne.

Das Bauen im Sand geschieht in Stille. Durch die aus dem Inneren entstandenen Bilder wird ein Bezug zur Außenwelt hergestellt, dem ein Gespräch oder Dialog folgen kann.

Den Begriff *therapeutischer Salon* habe ich im praxisorientierten Teil meines Buches aus folgenden Gründen gewählt:

- Der therapeutische Raum entspricht einem Salon, der einen geschützten Rahmen bietet.
- Ein Salon ist ein Ort des Austausches, wo man achtsam miteinander umgeht und wo bislang Ungesagtes gesagt und zugelassen werden kann. Interaktion und Stille sind in einem Salon möglich.
- Es gibt keine Zielsetzung, was beim Sandspiel zu geschehen hat, vielmehr werden die Klientinnen und Klienten wie „Gäste“ behandelt, die nicht gelenkt werden, sondern mitteilen was in ihnen vorgeht.
- Beim Sandspiel sehe ich mich als Therapeutin in der Rolle eines begleitenden Gegenübers und der zugewandten Beobachterin und Zuhörerin.

In den nun folgenden Sandbildern kommen Gefühle und Erlebnisse der Leiden und der Freuden der Klientinnen und Klienten zu Ausdruck. Wie im Spiegel wird Verdrängtes oder Schattenhaftes reflektiert. Wandlungsprozesse lassen sich mitverfolgen und Wege zur Wiederherstellung der eigenen Kraft können mitempfunden werden.

Ich muss alle retten

Lisa kommt mit neun Jahren in die Kindertherapie. Im Alter von sieben Jahren erkrankte ihre Mutter und starb. Nach Aussagen des Vaters ist Lisa unruhig, überdreht und wertet den Vater ab. Dieser fühlt sich der Situation nicht mehr gewachsen. Sein Wunsch an die Therapie ist, dass Lisa einen guten Zugang zum Tod der Mutter findet. Lisas Bruder ist um zwei Jahre älter als sie. Seit einem Jahr hat der Vater eine neue Beziehung zu einer Frau. Lisa kommt meistens alleine in die Therapiestunden, da der Vater berufstätig ist.

In den ersten Wochen der Therapie leistet das Kind einen versteckten Widerstand sich zu öffnen. Sie kommt zu spät in die Stunden, stellt mir viele Fragen über mich und meine Kinder und versucht in unseren Gesprächen von sich abzulenken. Meinen Fragen weicht sie beharrlich aus. In der dritten Therapiestunde ist Lisa bereit ein Sandbild zu bauen.

Im linken oberen Bereich sehen wir einen Vogel, den Lisa der Mutter zuordnet, eine weiße Katze („Das bin ich“ sagt Lisa), eine andere Katze, die für die Großmutter steht und eine Elfe, die den Bruder darstellt. Vielmehr ist Lisa jedoch eine kleine Elfe in der Seerose in der Mitte oben. Sie sagt: „Ich muss alle links oben retten“. Und: „Papa ist da drin“, so Lisa, und zeigt auf ein Haus im unteren Bereich des Bildes.

Das Bild drückt Trauer aus: Wir erkennen drei Masken in der Mitte, zwei haben Tränen im Gesicht. Der Vater, der Bruder und Lisa trauern um die Mutter. Unmittelbar daneben befindet sich eine Kerze, die noch nicht angezündet ist.

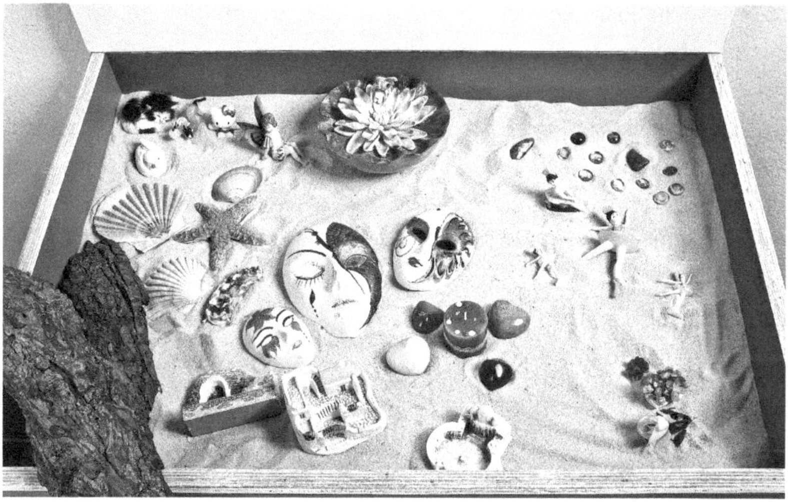

Abb. 10: Lisa, Sandbild 1 (Initialbild)

Im rechten Bereich liegen drei Balletttänzerinnen im Sand, eine große und zwei kleine. Lisa sagt dazu: „Die können nicht stehen.“ So wie die tote Mutter nicht mehr auferstehen kann. Sie bleibt tot. Eine Balletttänzerin sitzt daneben und scheint die Szene zu beobachten. Es ist, als würde Lisa die tote Mutter bewachen. Rechts unten sind Blumen erkennbar. Im linken unteren Bereich sehen wir Holz, es wirkt dunkel. Der rechte obere Bereich, der dem Zukünftigen zugeordnet wird, ist bunt. Hinter der sitzenden Balletttänzerin liegen bunte Steine. Lisa kehrt dem Zukünftigen noch den Rücken zu.

Das Bild bringt eindrucksvoll zum Ausdruck, dass sich Lisa und wohl auch ihr Vater und ihr Bruder noch im Trauerprozess befinden. Der Schmerz ist zu groß und hat seinen Ausdruck noch nicht gefunden. Die Familie ist jedoch damit beschäftigt ihren Schicksalsschlag zu überwinden.

Mein Eindruck ist, dass ich das Mädchen suchen muss, es ist ganz in sich versteckt und hat keinen Zugang zu sich selbst und zu seiner Trauer. In den nächsten Monaten begeben wir uns auf eine gemeinsame Expedition: Ich suche Lisa, sie versucht mir geschickt zu entkommen. Es gelingt uns jedoch immer mehr eine Beziehung aufzubauen und eine Brücke zueinander zu finden. Es ist als würde Lisa nun einen Bereich erkunden, wo sie sie selbst sein darf, als kleines Mädchen, das zu früh erwachsen werden musste. Die Aussage des Mädchens über das erste Sandbild: „Ich muss alle retten“ zeigt uns die Überforderung des Kindes – sie kann gar niemanden retten, sie muss trauern und selber gerettet werden.

Das zweite Sandbild ist ein „Unterwasserbild“, erklärt Lisa. Sie legt mehrere Muscheln in den Sand und sagt, sie selber wäre ein kleines Schnekkengehäuse im rechten Bereich. Der Vater ist die große, braune Muschel ebenfalls rechts. Ich, ihre Therapeutin, bin eine Muschel in der Mitte des Bildes. Sonst ist niemand im Bild. „Unter den Muscheln ist ein Geheimnis verborgen“, sagt Lisa.

Es ist als ob sich nun im Unbewussten etwas bemerkbar macht, das erst seinen Ausdruck finden muss. Noch ist es geheim.

Abb. 11: Lisa, Sandbild 2

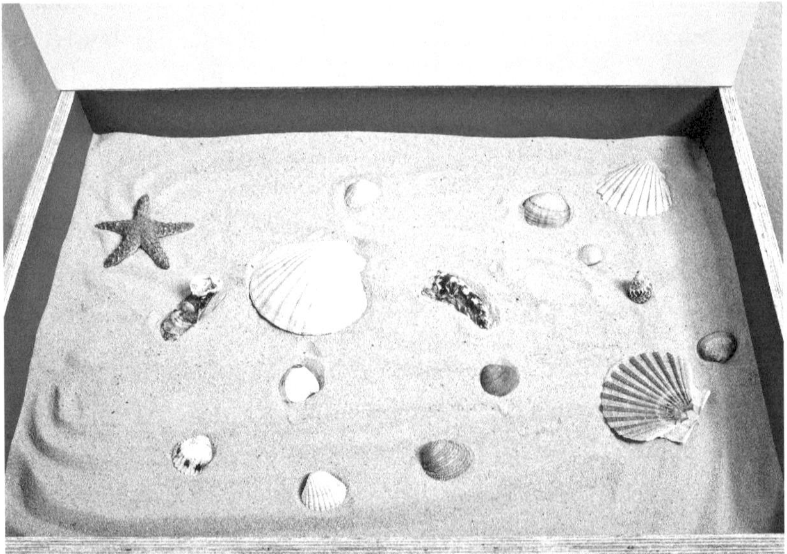

In den folgenden Therapieeinheiten spielen, basteln und malen Lisa und ich, was unseren Beziehungsaufbau fördert und die Brücke, die wir zueinander gefunden haben, zu begehen hilft. Das Mädchen lässt sich bereitwillig darauf ein.

Nach einiger Zeit scheint es Lisa besser zu gehen als zu Beginn. Sie stellt nicht mehr so viele Fragen, um von sich abzulenken, sondern beginnt sich selbst wichtig zu nehmen. In den Stunden bei mir findet sie zunächst einen sicheren Ort, wo sie das kleine Mädchen sein darf, das zu früh erwachsen werden musste mit ihrem Schmerz und ihrer Trauer um die tote Mutter. Sie ist nun gut in der Therapie gelandet. Die Angst und das Misstrauen, hier könnte etwas Bedrohliches passieren, sind verschwunden.

Ein Sandbild in dieser Therapiephase zeigt sechs Elfen und sechs Masken. Eine kleine Elfe sitzt in der Seerose. Die Elfen erobern das Feenland. Lisa sagt, sie wäre die weiße Elfe in der Mitte oben, ihr Bruder die Elfe rechts neben ihr. Unter den Masken, so Lisa, ist ein Geheimnis versteckt, ähnlich wie im Sandbild 2 unter den Muscheln. Es ist als ob der Schmerz des Verlustes noch nicht verbalisiert werden kann.

Abb. 12: Lisa, Sandbild 3

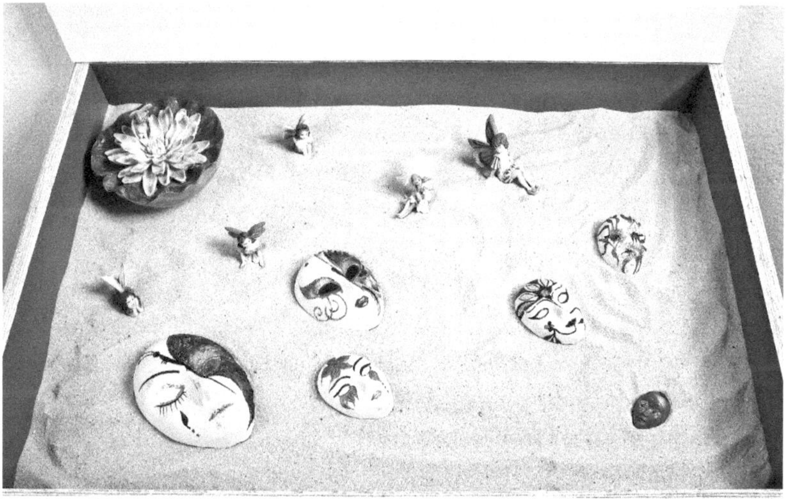

Insgesamt ist bereits Verwandlung im Gange, symbolisiert durch die Eroberung des Feenlandes. Es wird etwas lebendig. Ich erinnere an die drei Masken im Initialbild (die gleichen sind auch in diesem Bild zu sehen) und an die versteinerten Muscheln im zweiten Sandbild, die wie in Leblosigkeit und Trauer gefangen wirken.

Drei Monate nach Therapiebeginn geschieht etwas Unvorhergesehenes: Lisa kommt in die Therapiestunde und weint bitterlich. Ihre Großmutter mütterlicherseits ist unerwartet gestorben. Plötzlich lässt das Mädchen meine Nähe zu. Ich halte und tröste es. Vieles bricht aus dem Kind hervor. Es ist als würde es nun den gleichen Schmerz erleben wie beim Tod der Mutter. Und es beginnt zu erzählen, was es noch niemandem erzählt hat: Von dem Tag, als die Mutter gestorben ist und wie Lisa das erlebt hat. Trommler seien zur „Mama“ gekommen und diese sei langsam eingeschlafen.

Von diesem Moment an wird Lisa die Trauer um die Mutter bewusster. Nun ist die Chance gegeben das Geschehene zu verarbeiten und zu integrieren. Auch wird deutlich, dass Lisa die neue Freundin des Vaters mag. Sie beginnt diese im Sandspiel und in gemalten Bildern in die Familie zu integrieren.

Zwischen Lisa und mir hat sich ein Vertrauensverhältnis entwickelt. In der therapeutischen Übertragung bin ich die „gute Mutter“. Unsere Beziehung intensiviert sich. Wir reden viel, führen „Frauengespräche“ über alle möglichen Themen. Sie vertraut sich mir an und lässt sich fallen. Auch hat sie nicht mehr den Anspruch an sich die „Starke“ sein zu müssen, die alle retten muss (vgl. Sandbild 1). Lisa ist nun gut bei sich gelandet.

Ihre Sandbilder geben uns einen Einblick in ihre Befindlichkeit, in den Verlauf und den Wandlungsprozess, der sich in der Therapie vollzieht. Sie kommt gerne in die Therapiestunden und bringt Fotos von sich und ihrer Familie mit. Ein Gespräch mit dem Vater und dessen neuer Freundin bestätigt mir, dass es dem Mädchen bereits besser geht. Sie zeigt zu

Hause keine Auffälligkeiten mehr, ist fröhlicher und ausgeglichener. Es gelingt dem Kind die neue Freundin des Vaters gut zu akzeptieren. Diese bemüht sich sehr um Lisa und macht mit ihr regelmäßig Unternehmungen. Sie geht auf meinen Vorschlag ein, das Kind von den Therapieeinheiten abzuholen.

Nach einem halben Jahr Therapie ist Lisa viel offener dem Leben gegenüber. Sie liebt es zu malen und zu gestalten, wirkt glücklich und lebensfroh. Die Therapiestunden haben für Lisa nun einen festen Platz in ihrem Leben und sind ihr wichtig. Sie erzählt viel: von zu Hause, von ihren Freundinnen, von ihrem Schulalltag und zwischendurch von schönen früheren Erlebnissen mit der Mutter. Vor Weihnachten baut Lisa ein beeindruckendes Bild im Sand.

Sie gestaltet eine Herbergssuche: Im oberen Bildbereich (Mitte) sehen wir einen Stall, in dem das Jesuskind in der Krippe liegt, Joseph und Maria, die Hirten, einen Esel und weitere Tiere an der Wasserstelle. Alle finden Schutz. Im rechten oberen Bereich sind zwei Hochzeitspaare und

Abb. 13: Lisa, Sandbild 4

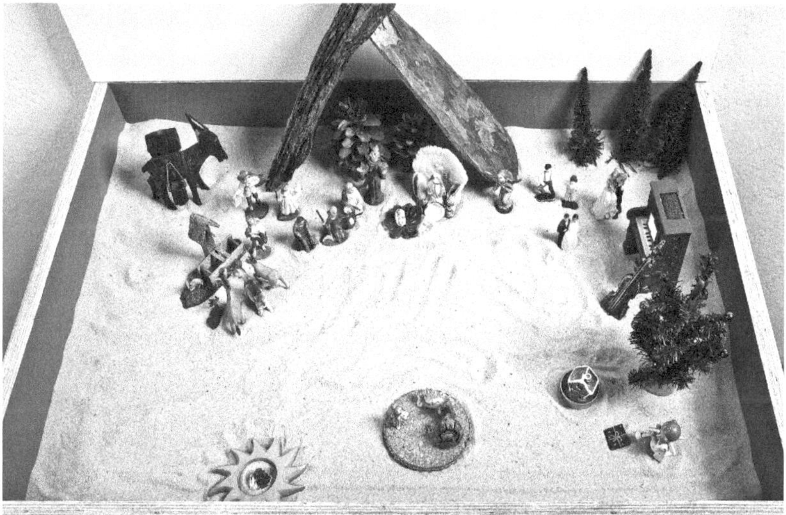

zwei Kinder, ein Junge und ein Mädchen, zu sehen. Es erweckt den Eindruck als würde Lisa den Vater und die Mutter und gleichzeitig den Vater und dessen neue Freundin als Brautpaar darstellen. Die zwei Kinder entsprechen ihrem Bruder und Lisa selber. Ein Klavier und eine Geige rechts oben (angelehnt am Klavier) bringen Musik ins Bild und ins Leben. Im mütterlichen Bereich rechts unten ist die „Mama" als Engel mit einem Geschenkpäckchen unter einem Weihnachtsbaum.

Die Herbergssuche vollzieht sich zu dieser Zeit auch in Lisas realem Leben. Sie findet innerpsychisch und in der neuen Familienkonstellation eine neue Heimat und ein Stück Geborgenheit. Lisa hat nun die Freundin des Vaters in ihrem Inneren integriert, und die „neue" Familie feiert in der Realität erstmals Weihnachten miteinander. Der Platz der Mutter bleibt unangefochten bestehen, gleichzeitig darf Neues hinzukommen. Diese Welt ist in Ordnung.

Mittels der Sprache der Symbolik ist es dem Mädchen gelungen den Tod der Mutter auf der unbewussten Ebene besser zu integrieren und wieder erwartungsvoll in die Zukunft zu schauen. Sie malt in den Therapiestunden Bilder für die Mutter, ist fröhlich und empfindet unsere Einheiten als lustig.

Lisa kommt zwei Jahre lang regelmäßig in die Kindertherapie. Sie ist wieder ein zuversichtliches Mädchen geworden – vielleicht nicht mehr mit der ungezügelten Unbeschwertheit von früher, jedoch in sich gefestigt und mit Neugier auf die Zukunft. Das Leben überrollt Lisa nicht mehr, sie kann wieder mitsteuern.

Der Sorgenesel

Frau B. kommt zum Erstgespräch und schildert ihre Besorgnis um ihre Tochter Sarah. Das Mädchen ist dreizehn Jahre alt und Einzelkind. Die Mutter war bei der Geburt bereits Ende Dreißig, der Vater im fünfzigsten Lebensjahr. Ihre Tochter beschreibt Frau B. so: Sie wäre vielseitig begabt, wolle dauernd im Mittelpunkt stehen und immer die Beste sein. Dabei setze sie sich sehr unter Druck und leide unter Migräne. Die Mutter ist auch besorgt um ihre Tochter, da deren Verhältnis zum Vater sehr schlecht sei. Der Vater kommt nicht mit zum Erstgespräch. Er ist der Meinung, seine Tochter benötige keine Therapie. Unter diagnostischem Blickwinkel leidet Sarah unter einer akuten Belastungsreaktion und unter Überforderung, die sie sich selbst auferlegt. Auch ist sie als Jugendliche auf dem Weg ihre eigene Identität zu finden und sich von der Mutter abzugrenzen, mit der sie lange Zeit ein inniges Verhältnis hatte.

Sarah kommt in ihre erste Therapiestunde. Sie ist gesprächig und erzählt viel von anderen Mädchen, mit denen sie Probleme hat. Sie sagt, sie neige dazu, „ihr Licht unter den Scheffel zu stellen“, weil sie Angst habe „eingebildet“ zu wirken. Mein Eindruck ist, dass das Mädchen für sein Alter viel zu erwachsen ist und zu ehrgeizig.

Sarah ist bereit ein Sandbild zu gestalten.

Abb. 14: Sarah, Sandbild 1 (Initialbild)

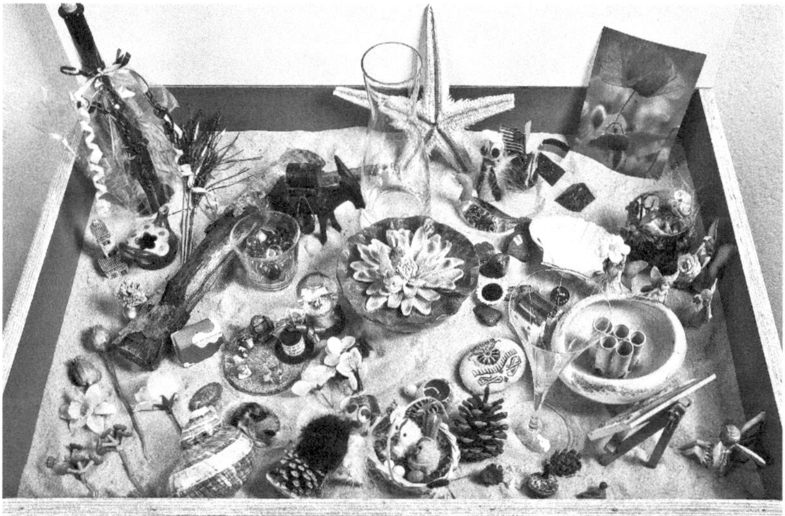

Das erste Sandbild ist beeindruckend: Anfangs hat Sarah Angst etwas kaputt zu machen, greift dann aber immer mehr zu und wirft die Figuren achtlos in den Sand. Sie erobert den Raum, geht auf die Rückseite des Regals und nimmt immer mehr Gegenstände. Das Bild wirkt bereits voll, Sarah greift jedoch weiter zu. Jedes Symbol in dem Sandbild wirkt für sich betrachtet ästhetisch. Ein brauner Packesel im oberen Bereich des Bildes scheint sich nur schwer einen Weg bahnen zu können. In meiner Gegenübertragung nehme ich wahr, dass mir das fast die Luft zum Atmen nimmt. Die Gegenübertragung gibt uns einen Einblick in die Befindlichkeit des Gegenübers.

In der nächsten Stunde schüttet Sarah ihr Herz aus. Sie sagt, sie leide unter dem Ehekonflikt der Eltern, diese würden oft streiten. Außerdem mische sich die Mutter zu viel in ihr Leben ein und sei „zu nah dran" an ihr.

Das zweite Sandbild nennt Sarah: „Der Esel, der allen hilft."

Abb. 15: Sarah, Sandbild 2

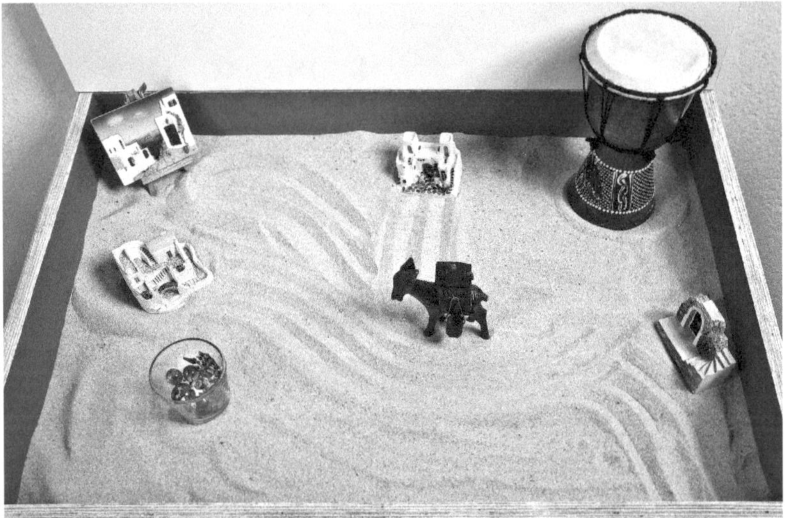

Beim Betrachten des Bildes erleben wir eine konträre Stimmung, es wirkt überschaubarer als das erste Bild. Der Packesel aus Sandbild 1 geht mit schweren Lasten beladen nach links in den unbewussten Bereich. Links unten erkennen wir Murmeln, links oben sind griechische Häuser zu sehen. Dieser Bereich wirkt friedlich. Ein vorgezeichneter Weg von rechts unten, wo sich eine Ruine befindet, nach links oben ist sichtbar. Der Esel, sagt das Mädchen, sei ein Sorgenesel. Er würde den Leuten alle Probleme abnehmen und sie zu ihr tragen. Sarah sagt, sie versteckt sich bei der Trommel rechts oben. Wieder berichtet Sarah von vielen konfliktreichen Auseinandersetzungen der Eltern miteinander. Auch würde die Mutter ihrer Tochter im Streit wiederholt drohen sie in einem Heim unterzubringen. Sarahs Widerstand gegen die Mutter drückt sich darin aus, dass sie fortan die Therapie verweigert. Der Vater unterstützt den Entschluss seiner Tochter. Ich bin erstaunt über die Reaktion von Frau B., als sie mir mitteilt selbst eine Psychotherapie machen zu wollen. Sie hätte dies schon länger ins Auge gefasst, wollte aber ihrer Tochter den Vortritt lassen, sagt sie.

Aus diesem Entschluss der Mutter folgt eine drei Jahre dauernde Analyse. Trotz weiter räumlicher Entfernung und langer Anreise kommt die Frau wöchentlich zu ihren Therapiestunden und nimmt diese sehr ernst. Zu Beginn der Therapie berichtet die Klientin von Zukunftsängsten. Sie hätte keine Perspektive mehr in ihrem Leben, berichtet sie. Sie will nun ihrer Tochter die Möglichkeit geben alles zu verwirklichen, was sie in ihrem Leben verabsäumt hat, sagt Frau B. Genau das war Sarahs Problem: Sie hatte den Eindruck die Wünsche der Mutter erfüllen zu müssen, um deren reduziert gelebtes Leben zu leben.

Das Initialbild von Frau B. möchte ich gern wiedergeben. Es zeigt in der Art seiner Gestaltung Ähnlichkeiten zum Initialbild ihrer Tochter.

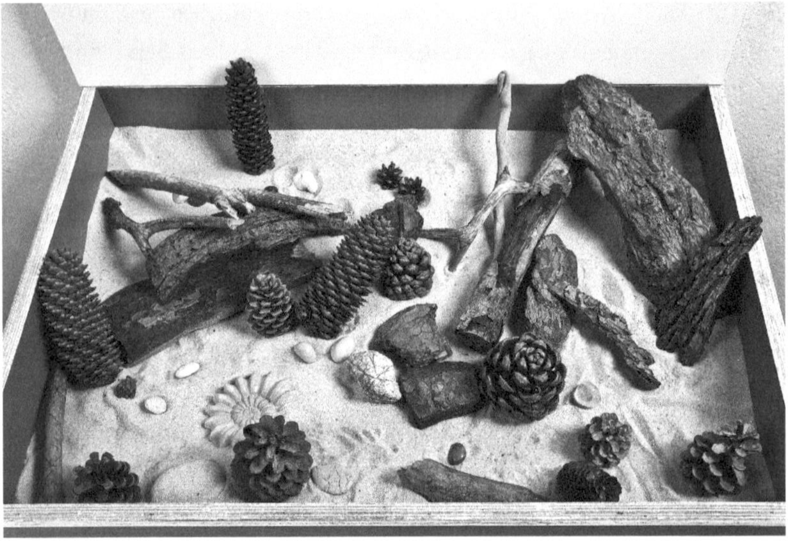

Abb. 16: Frau B., Sandbild (Initialbild)

Das Bild ist aus Naturmaterialien gebaut. Frau B. nimmt hektisch viele Gegenstände, die sie rasch in den Sand legt. Sie wirkt unruhig. Meine Gegenübertragung fühlt sich ähnlich an wie jene bei Sarah: Ich habe den Eindruck, als ob Frau B. alles zu viel wäre.

Die eigene Therapie war für Frau B. eine Chance zu ihren Ressourcen zurückzufinden. Sie setzte sich anfangs widerwillig, aber im Verlaufe der Therapie zunehmend bereitwillig mit ihrem eigenen Schatten auseinander. Die Klientin erkannte, was sie auf Sarah projiziert hatte: Die Tochter sollte das verwirklichen, was sie selbst nicht gelebt hatte.
In ihrer Analyse ist es Frau B. gelungen Sarah ihren eigenen Weg gehen zu lassen. Die anfangs verschreckte, zu theatralischem Verhalten neigende Frau entwickelte im therapeutischen Prozess eine unkonventionelle, etwas unangepasste Seite. Diese Seite hatte sie bis zum Therapiebeginn verborgen. Als Endvierzigerin begann sie sich während der Therapie ihrem Individuationsweg zu stellen und das Älterwerden als spannende Herausforderung anzunehmen. Sie konzentrierte sich auf einen neuen

Lebensentwurf mit neuen Entdeckungen. Nun galt es für sie herauszufinden, was sie aus ihrem Leben noch machen konnte und wollte.

Durch die Therapie ihrer Mutter konnte auch Sarah Entlastung finden, berichtete Frau B.

Mama will immer alles wissen

David ist zwölf Jahre alt, als seine Eltern sich an mich wenden. Sie sind in großer Besorgnis, da David in einer Klinik die Diagnose Magersucht erhalten hat. Die Eltern berichten ihr Sohn habe zehn Kilogramm abgenommen, obwohl er gewachsen sei. Er hätte wenig Selbstbewusstsein und ließe sich von einem Schulfreund einschüchtern, so die Eltern. David hat eine fünfzehnjährige Schwester, deren jugendliches Streben nach Autonomie die Eltern beunruhigt.

Die Mutter wirkt in unserem ersten Gespräch dominant und perfektionistisch. Sie betont das Allerbeste für David zu wollen. Aus ihren Erzählungen geht hervor, dass sie in einem Milieu von Alkoholikern aufgewachsen ist. Aus Sorge um David zeigt sie nun eine überbehütende Seite. So solle David nicht viel Sport betreiben, da dies zu gefährlich sei. Bereits im ersten Gespräch mit den Eltern vermute ich, dass der Vater wenig Beziehung zu seinem Sohn hat, da die Mutter diesen vereinnahmt, ja geradezu abschirmt. Ein Wunsch der Eltern an die Therapie ist, dass David ein besserer Kontakt zu seinem Vater gelingt.

Die Dominanz der Mutter bestätigt David in seiner ersten Einheit, er sagt: „Die Mama will immer alles wissen." Das ist ihm gar nicht so recht. Er ist ein begabtes Kind, das gefördert werden und mit seiner Männlichkeit wahrgenommen werden will. Fortan baut David Sandbilder und zeichnet in der Therapie. Er wählt Krieger, Indianer und wilde Gestalten. Der Vater ist regelmäßig in seinen Gestaltungen vorhanden, die Mutter nur anfangs. Hier zeigt sich Davids Wunsch nach der männlichen Iden-

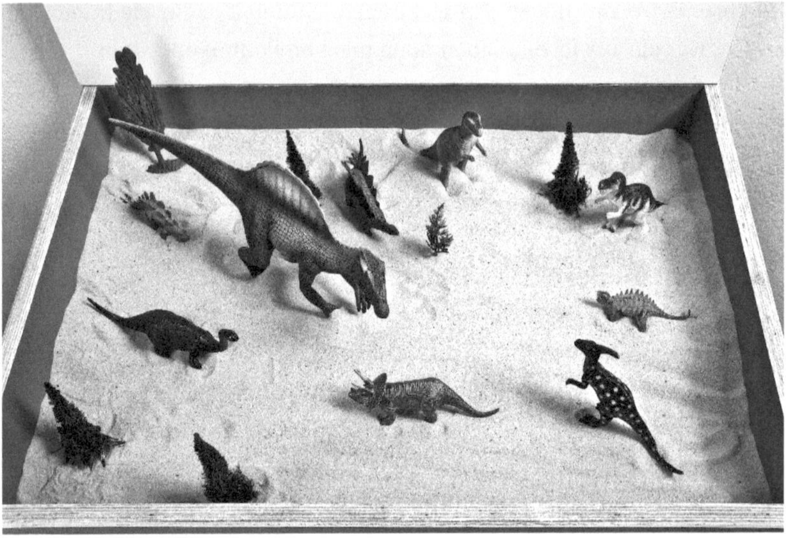

Abb. 17: David, Sandbild 1 (Initialbild)

tifikation mit dem Vater. So sagt er, er möchte so stark wie sein „Papa" werden, mit ihm kämpfen und Fußballspielen.

Im ersten Sandbild ist David der Dino rechts oben neben dem Baum. Davids Vater, der bis jetzt eher am Rande des Familiensystems stand, ist nun unübersehbar im Bild vorhanden: Er ist der große Dino, der von links ins Bild kommt, seine Mutter der schwarze mit den Punkten im rechten unteren Bereich. David ist dem Vater im Sandbild zugewandt. Der Vater blickt auf den Dino in der Mitte unten, der Davids Schwester darstellt.

In einem Gespräch mit den Eltern konnte ich beiden die Wichtigkeit der Vaterfigur in dieser Lebensphase vermitteln, und dass es von großer Bedeutung für Davids weitere Entwicklung ist, ihn nicht einer Überbehütung seitens der Mutter auszusetzen. Die Mutter konnte dies nur schwer annehmen. Es ist ihr jedoch gelungen ihre eigenen Ängste nicht weiter auf David zu projizieren. Sie hat sich große Mühe gegeben und David damit sehr geholfen.

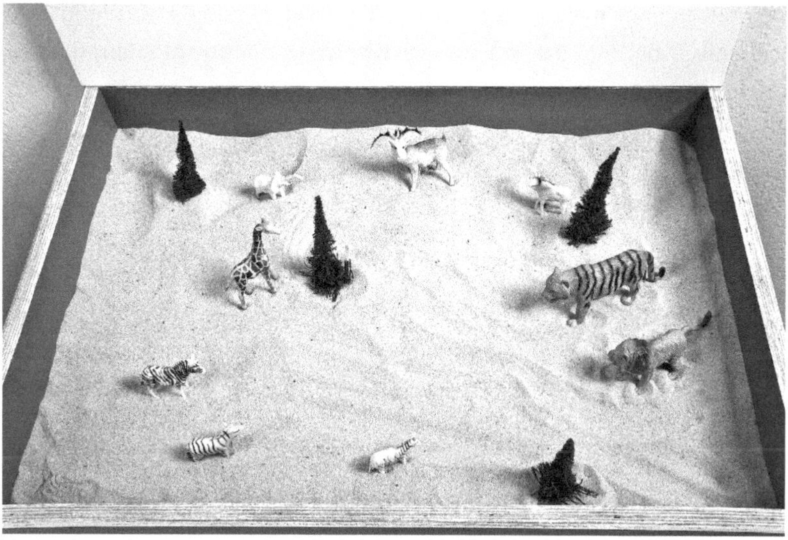

Abb. 18: David, Sandbild 2

Ein Sandbild, das David in seiner letzten Therapiestunde gestaltet, zeigt uns seinen Fortschritt und die Bedeutung des Vaters in dieser Lebensphase.

Ein Tiger und ein Löwe gehen nebeneinander von rechts nach links in die Mitte des Bildes. Es sind Vater und Sohn, die nun ebenbürtig sind. Die anderen Tiere sind Bekannte und Freunde. Mutter und Schwester sind diesmal nicht vorhanden.

Das Thema Essen und Magersucht konnte während der zehn stattfindenden Therapieeinheiten vollständig außer Acht gelassen werden. Es hat sich erübrigt, und David hat wie selbstverständlich wieder zugenommen. Dies zeigt uns, dass sich Probleme auch nonverbal lösen können, wenn die Selbstheilungskräfte wirksam werden. Schon nach wenigen therapeutischen Sitzungen kann sich ein neuer Weg offenbaren. In einem Selbstporträt von David in der letzten Therapiestunde zeigt er dem Leben die Zähne.

Ein halbes Jahr nach dem Ende der Therapie meldete sich die Mutter telefonisch bei mir. Es war ihr ein Bedürfnis mir mitzuteilen, dass es David gut geht.

Abb. 19: David zeigt dem Leben die Zähne

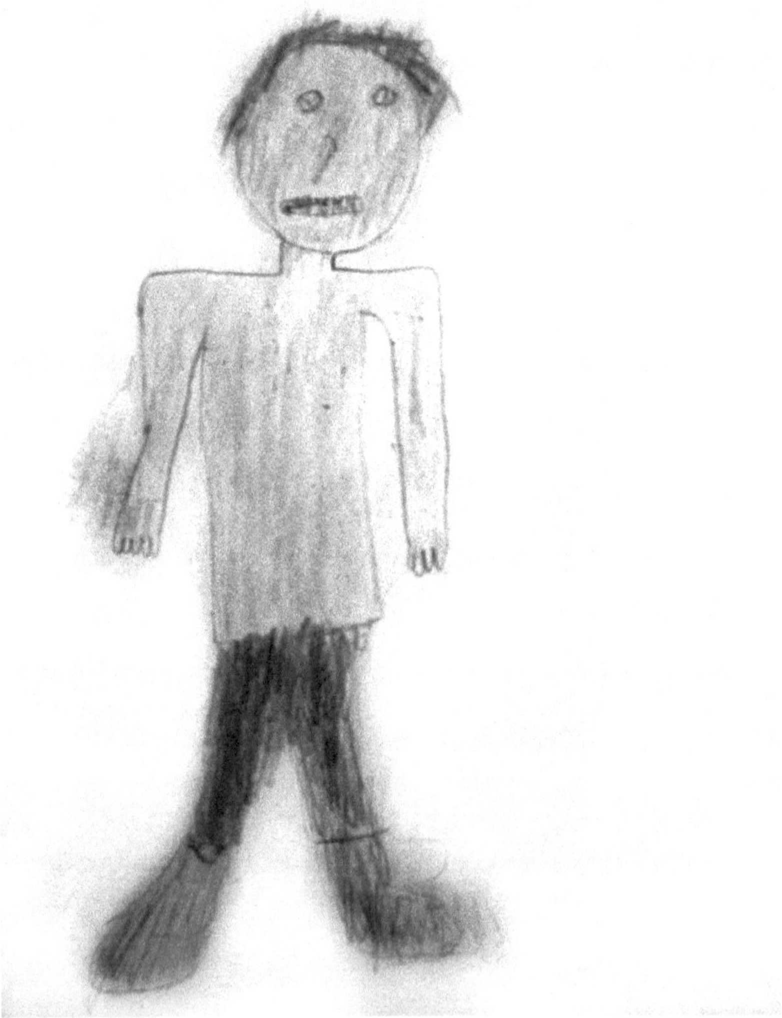

Ich hau' ab

Tobias ist elf Jahre alt und Einzelkind. Er leidet unter der Scheidung seiner Eltern und einem elterlichen Rosenkrieg. Seit sich der Vater von der Kindesmutter getrennt hat, sieht er Tobias nur selten. Er macht sich Sorgen um die Befindlichkeit seines Sohnes und nimmt Kontakt mit mir auf.

Ich führe ein Gespräch mit dem Vater. In diesem beschreibt er die Kindesmutter als vernachlässigend und hart gegenüber dem Sohn. Er würde kein regelmäßiges Essen bekommen, die Mutter ließe ihn oft allein und wäre mitunter gewalttätig Tobias gegenüber. Sie sei sehr wütend auf den Vater, weil er die Familie im Stich gelassen habe. Als Tobias den Wunsch äußert zum Vater zu ziehen, droht ihm die Mutter mit Kontaktabbruch, dann wäre er nicht mehr ihr Sohn, sagt sie. Im Gespräch mit mir wirkt der Vater fürsorglich und mütterlich. Er möchte wissen wie es seinem Sohn geht und welche Perspektiven möglich sind.

Tobias baut ein Sandbild und gibt uns einen interessanten Einblick in seine momentane Befindlichkeit.

Abb. 20: Tobias, Sandbild (Initialbild)

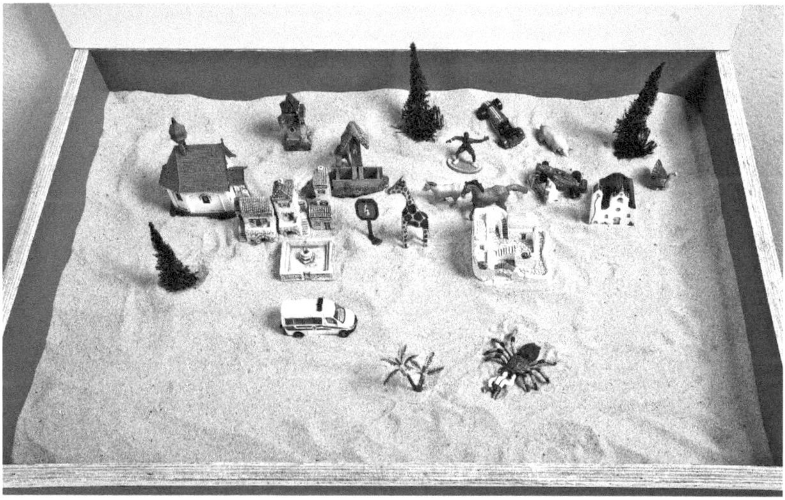

Der linke obere Bereich wirkt friedlich: Eine Kirche, Häuser, hinter der Kirche rechts das Grazer Wahrzeichen, der Uhrturm, ein Brunnen vor den Häusern. Von links fährt ein Rettungsauto ins Bild nach rechts. Das könnte auf einen heilenden Aspekt hinweisen, der sich in der kindlichen Seele manifestiert und Schutz und Rettung ankündigt. Im Bereich rechts unten sitzt eine große Spinne, die dabei ist, einen Mann zu fressen. Tobias äußert in dieser Stunde Angst vor der Mutter, die den Vater „vernichten" will. Der rechte obere Bereich zeigt zwei Rennautos. Das zweite überfährt eine Kuh. Es ist, als ob Tobias zum Ausdruck bringt, wie überfahren er sich fühlt vom Rosenkrieg der Eltern. Ich frage ihn, wo er sich im Bild befindet. Er sagt, er sei im ersten Rennauto. „Ich hau' ab", sagt er. Innerlich „abzuhauen", abzuschalten oder zu verdrängen ist ein Schutzmechanismus der kindlichen Seele in ausweglosen Situationen. Prognostisch gesehen ist Tobias dabei sich innerlich zu wappnen und Kraft zu sammeln. In weiteren Gesprächen, die ich mit dem Vater führe, erfahre ich, dass Tobias sich dazu entschlossen hat zunächst bei der Mutter zu bleiben. Er hat viele Kompromisse mit sich geschlossen und es schließlich zwei Jahre später geschafft den Schritt zu wagen: Auch auf die Gefahr hin, dass die Mutter nun den Kontakt zu ihm abbricht, ist Tobias zu seinem Vater gezogen. Ich habe erfahren, dass es Tobias inzwischen gut geht. Zur Mutter hat er ein neues Miteinander gefunden. Die Beziehung zwischen beiden ist aufrecht geblieben.

Die Brücke in die Freiheit

Die Klientin ist dreißig Jahre alt und leidet zu Beginn der Psychotherapie unter einer posttraumatischen Belastungsstörung. Frau E. wirkt blass und wie im Schock. Sie bezeichnet ihre Befindlichkeit mit den Worten: „Ein grauer Mantel ist über mir."

Frau E. berichtet in der ersten Stunde von einer behüteten Kindheit im Elternhaus und von einem Erlebnis im Alter von acht Jahren: Ihre beste Freundin wurde von deren eigener Mutter ermordet (siehe Kapitel Die Magie des Lebens, Gedanken zur Kindheit). In der Folge zog sich die

Klientin als Kind innerlich zurück, spielte „Tot-Sein“, vergrub ihre Puppen im Sand und schmückte den Hügel wie ein Grab. „Ein Teil meiner Kindheit ist im Dunkeln“, erklärte sie mir in der ersten Stunde.

In den nächtlichen Träumen tauchen wiederholt Mauern auf, die Frau E. abtragen soll. Immer stellen diese Mauern ein Hindernis dar und verlangen ihr viel Mühe ab. Es ist, als hätte das einstige Kind diese inneren Mauern errichtet, da der Schock nicht bewältigt werden konnte. Durch die seelische Erschütterung ist Frau E. als Kind in die Verdrängung und Versteinerung gegangen, was einer seelischen Eiszeit gleichkommt.

Bezeichnenderweise war das Lieblingsmärchen der Klientin in der Kindheit Schneewittchen, in dem eine gute und eine böse Mutter eine Rolle spielen. Nur findet im Märchen die Erlösung statt, die der Freundin von Frau E. nicht widerfahren ist: Schneewittchen wird gerettet und darf wieder leben.

Die Klientin berichtet von wiederkehrenden Träumen, in denen sie sich in einem Labyrinth befindet und den Weg nach außen nicht finden kann. Auch von Wasser träumt sie: Wasser in Form von Seen oder Meer, undurchsichtig und trüb. Das Wasser hat dabei stets eine unheimliche, ängstigende Wirkung und erscheint auch in Form von Tsunamis. Sie versucht dem stets höher steigenden Wasser zu entkommen. Wasser steht symbolisch für das Unbewusste und Mütterliche. Ihre reale Erfahrung war die, dass eine Mutter nicht nur gut ist, wie ihre eigene, sondern auch großes Unheil anrichten kann, wie die der besten Freundin.

Auch im folgenden Traum, den Frau E. erzählt, wird die Bedrohung offensichtlich.

„Ich bringe mich in Sicherheit“

„Da ist eine Hafenstadt am Meer, es ist Sommer. Eine düstere Stimmung. Die Stadt bereitet sich auf einen Gewittersturm vor. Viele Menschen laufen umher, um Schutz zu suchen. Ich bin auf der Suche nach

einem Versteck und möchte mich in Sicherheit bringen. Die gewaltige Gewitterfront nähert sich. Ich habe Angst von den Blitzen getroffen zu werden. Plötzlich ist da mein Elternhaus. Ich flüchte ins Haus, bevor es losgeht.“

Die Hafenstadt, das Meer und den Sommer mag die Klientin, doch alles ist verdüstert – so wie ihre Kindheit seit dem einschneidenden Ereignis verdüstert war. Das Elternhaus und die heile Welt darin boten ihr damals Schutz und Sicherheit vor den möglichen Gefahren in der Außenwelt. Und dennoch litt sie eine Zeitlang unter Alpträumen und lebte in der Furcht, ihre eigene liebevolle Mutter könnte ihr etwas Böses antun. Denn immerhin hatte sie die Erfahrung gemacht, dass eine Mutter dazu in der Lage sein kann, so etwas zu tun. Außerdem war ihr damals die beste Freundin genommen worden, die ja auch eine Verbindung zur Außenwelt darstellte.

Der Wunsch an die Therapie von Frau E. war wieder angstfrei leben zu können und Lebensfreude zu spüren. Sie wäre ein lebhaftes Kind gewesen, sagt sie und bestätigt mir dies mit einem Blitzen in den Augen.

Ihr Initialbild im Sand – nach einem halben Jahr Therapie gebaut – spiegelt eindrucksvoll das Geschehene und den therapeutischen Prozess wider. Sie nennt ihr Sandbild: „Die Brücke in die Freiheit“.

Im rechten unteren Bereich steht eine schwarze Frau mit einem Schwert an einem Wegkreuz. Die Frau wirkt bedrohlich auf sie. Das ist die Seelenmörderin, sagt sie, die böse Mutter, die Mutter ihrer besten Freundin. Links neben ihr befindet sich eine Mauer, dahinter sitzt ein Ritter mit einer Lanze auf einem schwarzen Pferd und versucht die schwarze Frau zu bannen. In der Mitte des Bildes erkennen wir eine Brücke – jene Brücke, die die Klientin nun in der Therapie entdeckt hat: die Brücke zum Unbewussten und zur Unbeschwertheit.

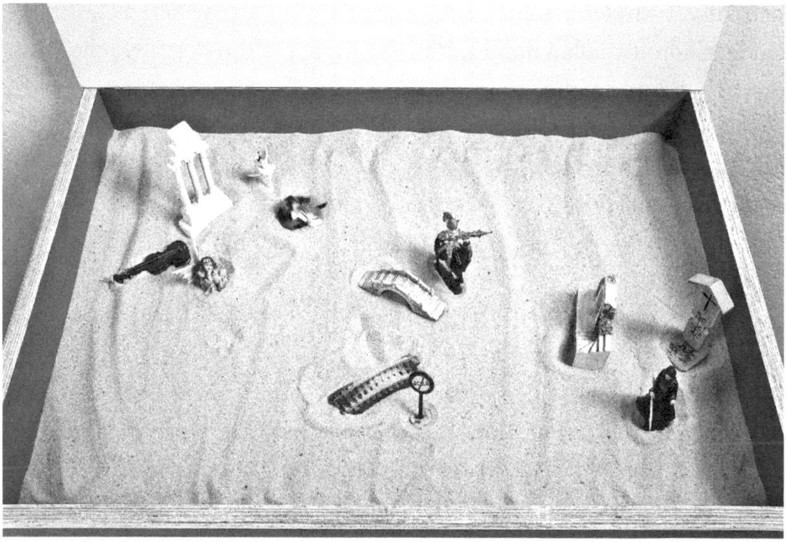

Abb. 21: Frau E., Sandbild (Initialbild)

Im unteren Bereich des Bildes ist ein Verkehrsschild mit dem Zeichen: „Stopp“ zu sehen. Es ist als wolle dieses Schild die Frau warnen und aufhalten, so wie ihre Kinderzeichnung mit der Sprechblase „Bitte nicht!!!“ (Im Kapitel Die Magie des Lebens, Kinder als Magier wurde die Kindheitsgeschichte der Klientin bereits erwähnt). Neben dem Verkehrsschild sind verschüttete Schienen sichtbar. Die Schienen sind festgefahren, sagt sie. So bezeichnet sie ihr Leben vor der Therapie: festgefahren und ausweglos.

Der linke obere Bereich wirkt friedlich: Eine Elfe, eine Tänzerin, eine Geige (sie selbst ist leidenschaftliche Musikerin) und eine Katze bringen fröhliche Aspekte ins Bild. Nach Ingrid Riedel ist dies der geistige, spirituelle und väterliche Bereich, der in Frau E. heil geblieben ist.

Die Träume und das Initialbild bringen viel in Gang. Im Laufe der Therapie entwickelte die Klientin ein beachtliches Verständnis für die Welt der Symbolik und für die Dynamik des Unbewussten. In zahlreichen Träumen finden die Ängste der Klientin ihren Ausdruck und beginnen sich zu verwandeln. Die Mauer – Träume verabschieden sich, innere Mauern können fallen und Frau E. ist nun bereit die Vergangenheit aufzuarbeiten und zu integrieren.

Ein Traum nach einem Jahr Therapie bringt erneut die Dramatik auf den Höhepunkt, als müsste diese noch einmal in ihrer ganzen Tragweite erfasst werden:

„Verabschiedung"

„Eine Gruppe junger Leute. Lange Gänge. Ein großer Hotelkomplex, von oben wie das Pentagon. Wir suchen nach Zimmern und müssen durch den ganzen Komplex. Schönes begrüntes Inneres. Der Weg zieht sich. Ein Teil der Leute findet ein Zimmer. Nun sind wir nur mehr zu zweit und betreten einen unheimlichen Trakt. Es ist bedrückend und bedrohlich. Wir erreichen eine Brandschutztür, schließen sie schnell. Wir treffen Leute, die sagen uns, es ist etwas Schlimmes passiert. Wir müssen zurückgehen und einen großen schwarzen Sack abholen im gruseligen Trakt. Ich will nicht. Wenn, dann nur über einen anderen Weg. Ein Mann öffnet eine Tür. Ich geh mit Stefan den Sack holen. Ich soll reinschauen und will nicht. Er ist prall gefüllt. M. ist in dem Sack, sie ist zerteilt und zerquetscht. Ich bekomme einen Weinanfall. Eine Stimme sagt, wir sollen uns von ihr verabschieden. Wir befinden uns in Dunkelheit vor einer Kapelle im Mondschein. Wir trauern und können es nicht glauben. In der Nähe ist ein See. Wir stellen uns mit dem Sack ans Ufer. Stefan lässt ihn ins Meer gleiten. Ich empfinde tiefe Trauer."

Dieser Traum stimmte Frau E. tagelang nachdenklich. In ihren Gedanken kehrte sie oft in die Kindheit zurück. Ihr wurde bewusst, wie sehr sie unter der Ermordung der Freundin gelitten hatte und verschreckt war: „Ich habe mich in mich selbst zurückgezogen und konnte nicht so sein wie andere."

Das Pentagon ist für die Klientin ein faszinierender und sicherer Ort, der von außen abgeschirmt ist. Sie bringt damit ihr heiles Familienleben in Verbindung.

Der „Gruselgang" im Traum steht für die „Gruseltat", die die Mutter an der Freundin begangen hat sowie für den Gang durch ihre Traumatisierung im geschützten Raum der Therapie.

Ihr Begleiter im Traum, Stefan, weist auf einen Animusanteil hin: einen männlichen, lustigen, fröhlichen und selbstbewussten, welcher in der Klientin wiederbelebt wurde.
Durch die Therapie wurde der Klientin bewusst, dass es nun an der Zeit war sich den ängstigenden Gefühlen zu stellen, um wieder der kraftvolle und selbstbewusste Mensch zu werden, der sie einmal war. Es ist ihr gelungen sich bewusst dem Leben zuzuwenden und die Vergangenheit ruhen zu lassen. Das Versenken des Sackes bedeutet für die Klientin sich von Altlasten zu verabschieden, die ihr ein Stück Kindheit genommen haben, aber auch ein Ritual, um die Freundin der Kindheit nun bewusst gehen zu lassen.
Ein paar Tage nach diesem Traum hatte die Klientin ein Erlebnis, das nach *Jung* Synchronizität bedeutet: Bei der Gartenarbeit hob sie Erde aus und stieß auf eine kleine Figur, einen kleinen Polizisten, den sie damals nach dem Tod der Freundin dort vergraben hatte. Dieses Erlebnis löste intensive Gefühle in ihr aus: „Das war wie eine Zeitmaschine: Als wäre ich wieder ein Kind und würde im Garten spielen. Tolle Erinnerungen tauchten auf, wie: sich im Dreck wühlen." Es war, als hätte die Klientin nun eine Verbindung zu dem unbeschwerten Kind gefunden, das sie einmal war.

Ein Traum in der letzten Phase der Therapie bringt die innerseelischen Veränderungen deutlich zum Ausdruck. Frau E. berichtet:

„Seelengarten“

„Ich bin zu Hause bei den Eltern. Ich sehe eine Gewitterfront und einen Blitz im Garten einschlagen. Ich bin fasziniert und ängstlich zugleich. Der Blitz hat ein Bewusstsein und zieht sich durch den ganzen Garten. Er schlägt ein, zieht sich zurück und schlägt wieder ein. Das Haus trifft er nicht. Ich gehe mit zwei Frauen in den Garten, wir begutachten die Löcher, die der Blitz hinterlassen hat: Es sind zwei große, tiefe, kreisrunde Stellen. Wir müssen ins Haus, weil starker Regen kommt. Ich schaue aus dem Fenster, der Regen überschwemmt die Beete. Ich habe Angst um meine Pflanzen. Der Regen wird intensiver. Nach und nach wird der Garten zu einem Erdbrei, ich sehe entsetzt zu. Plötzlich tut sich ein kleines Loch im Garten auf, das größer wird, und in dieses rinnt der Gartenschlamm. Das Loch formt sich zu einem Höhleneingang, und die Erdschollen verschwinden in dem tiefen, dunklen Abgrund. Ich bin verzweifelt, meine Arbeit und meine Liebe sind dahin. Plötzlich ist der Garten verändert: Er ist grün, schön gepflegt, und da sind neue Pflanzen und Beete. Ich bin verwirrt. Meine Schwester steht neben mir und sagt mir, dass sie straßenseitig andere Heckenpflanzen setzen ließ. Sie meint, ich muss sie im Herbst ausgraben und vor dem Frost schützen. Ich frage, wer den Garten gestaltet hat. Sie zeigt auf einen Schwarzafrikaner. Ich freue mich sehr über diese Veränderung und nehme sie an.“

Das Gewitter bringt die Klientin mit ihrem Kindheitstrauma in Verbindung und erinnert sie an den plötzlichen Tod der liebsten Freundin, der wie ein Blitz in ihr Leben eingeschlagen hat. Nichts war mehr wie vorher, das Leben hat für das damalige Kind eine andere Tönung bekommen. Das Elternhaus bleibt im Traum verschont, so wie die eigene Familie für die Klientin damals ein Rettungsanker war. Etwas in ihr konnte heil bleiben. Diesen Teil hat sie nun in sich wieder gefunden.

Der Regen, der den Garten überschwemmt, symbolisiert die vielen Tränen und das „Herzblut“, die und das sie um die tote Freundin vergossen hat.

Die zwei Frauen im Traum sind weibliche Persönlichkeitsanteile: ein selbstbewusster und extravertierter sowie ein ruhiger, überlegter, in sich gekehrter Anteil. Beide sind in der Psychotherapie zu wichtigen inneren Begleiterinnen geworden und stehen ihr in ihrer Verzweiflung um die Zerstörung ihrer Pflanzen und Beete bei. Das Erdloch, in dem die Erdschollen verschwinden, drückt ihre Fassungslosigkeit und abgrundtiefe Verzweiflung aus: „... meine Arbeit und Liebe sind dahin".

Während des therapeutischen Prozesses hatte der reale Garten ihres Elternhauses eine wichtige Bedeutung für sie: Sie investierte viel Zeit in die Gartenpflege. So hat sie umgegraben, Unkraut entfernt und neue Pflanzen gesetzt. Stolz erzählt sie in der Therapie, wie schön der Garten nun erblüht ist und sie die Ernte ihrer Arbeit genießt. Zeitgleich geht es der Klientin psychisch viel besser. Ihre innere und äußere Verwandlung zeigt sich im realen Garten in vollem Ausmaß. So sagt sie: „Der Garten zeigt auf, was ich fühle."

Im zweiten Teil des Traumes rät ihr die Schwester (die ihr in der Realität nahe steht) die Heckenpflanzen vor Frost zu schützen. Frau E. meint dazu: „Ich schütze mich noch, ich lass mich nicht mehr verletzen."

Den Garten hat ein Schwarzafrikaner so schön gestaltet – mit ihm bringt sie einen rätselhaften Helfer in Verbindung, der ihr noch fremd ist. Sie sagt, sie hat noch Angst vor dem Fremden, so wie vor dem Zukünftigen. Aber sie erkennt bereits, dass sie Vertrauen haben kann. Der schöne Garten ist ein Beweis dafür sich auf ihn verlassen zu können. Die Klientin meint: „Ich hab gar nicht gewusst, dass ich so viel Kraft und Durchhaltevermögen habe, alles so umzugestalten."

Nach einem Jahr Therapie geht es Frau E. bereits viel besser. Sie ist auf dem Weg ihre kindliche Fröhlichkeit und Unbefangenheit in sich wieder zu spüren.

In die Zukunft preschen

Frau S. kommt kurz vor der Vollendung ihres siebzigsten Lebensjahres in die Psychotherapie. Sie leidet unter einer tiefen Störung des Selbstwertgefühls und äußert den Wunsch ihre Kindheit mit mir aufzuarbeiten. Aufgrund ihrer geringen sozialen Kontakte verspürt sie einen großen Leidensdruck. Sie drückt dies in Worten aus: „Immer wenn es mir am dreckigsten geht, bin ich allein."

Zum Zeitpunkt der Therapie lebt Frau S. mit ihrer siebenundneunzigjährigen Mutter zusammen und pflegt die kranke Frau. Im Erstgespräch beschreibt sie die Mutter als tyrannisch. Die Klientin berichtet von der lebensfeindlichen Einstellung ihrer Mutter. Das hat Frau S. von klein auf traumatisiert. Während die Kindheitserinnerungen der Klientin ausgeprägt und präzise sind, sind alle weiteren Erinnerungen aus ihrem Erwachsenenleben spärlich. Sie möchte mit Hilfe der Therapie ein Stück Lebensqualität erfahren und Kontakt zu anderen Menschen finden.

In der ersten Therapiestunde erzählt Frau S. zwei Träume, die sie bereits Jahre vor ihrer Analyse hatte. Diese haben sie nachhaltig beschäftigt. Beide Träume sind aus meiner Sicht als Initialträume zu werten. Mit diesen Eröffnungsträumen hat Frau S. sich bereits Jahre vor der Analyse in einen inneren Wandlungsprozess begeben. Sie zeigen auf eindrucksvolle Weise wie es der Frau gelungen ist seelisch zu überleben.

Den ersten Traum betitelt sie mit:

„Der Flug über Kontinente"

„Ich weiß, ich bin gefangen. Es ist kein Gefängnis und kein Korsett. Es ist ein Haus mit vielen Zimmern. Und ein Garten ist dabei. Durch die Haustür kann ich hinausgehen in den Garten. Aber der Garten ist umgeben mit einer Hecke. Ich sage mir, jeder Zaun hat doch eine Tür oder ein Tor. Lange, lange suche ich das Tor und kann es nicht finden. Plötzlich weiß ich, ich darf kein Tor suchen, denn es gibt kein Tor. Wenn

ich hinaus will, dann muss ich fliegen. Da fühle ich, wie mir an den Schulterblättern Flügel wachsen. Ich bin plötzlich ein Adler und erhebe mich in die Luft. Ich sehe den blauen Himmel und ein starker, silberner Flügel schlägt kräftig über mir. Ich fliege und fliege. Plötzlich weiß ich, nein, ich bin kein Adler, ich bin eine Wildgans, die über Kontinente hinweg fliegt. Und ich fliege und fliege, unendlich weit. Da ist dann ein Land, in dem ich landen will. Ich sinke herab und in dem Moment, wo ich den Boden berühre, erwache ich und liege in meinem Bett."

Frau S. sagt zu diesem Traum, es würde „nichts bringen" wie ein Dornröschen hinter der Dornenhecke zu sitzen und zu warten: „Ich soll keinen Ausweg suchen, denn es gibt keinen. Ich muss mich über all das erheben und davonfliegen."

Sie unternahm damals offensichtlich nicht den Versuch die Dornenhecke zu durchdringen oder aufzuschneiden. Sie fasste hingegen den Entschluss sich über andere zu erheben und veränderte so erstmals ihr Gefühl abgeschnitten zu sein. Dabei entwickelte sie eine enorme Stärke, indem sie sich vom Adler, der nicht so weit fliegt, in eine Wildgans verwandelte. Bekanntlich legen Wildgänse weite Strecken zurück. Frau S. schützte sich damals, indem sie sich erhoben hat.

Eine Möglichkeit einer unerträglichen Situation zu entgehen, ist der Weg in die Psychose. Durch die Psychose wird eine Gegenwelt geschaffen. Diesen Weg wählte Frau S. nicht. Das Sich-Erheben kann als Abwehrmechanismus gesehen werden. Dadurch macht sie sich unberührbar. So war sie jahrelang „erhoben". Bei beiden Daseinsmöglichkeiten ist sie jedoch von den Menschen abgeschnitten: Sowohl hinter der Dornenhecke als auch als Wildgans findet keine wirkliche Begegnung statt.

Sie fliegt auch nicht gemeinsam mit anderen Wildgänsen, sie ist allein. Fliegen ist keine Erlösung, sondern eine andere Form ausgeschlossen zu sein. Und doch ist das Fliegen auch als schöpferische Leistung zu sehen. Frau S. kommt dadurch erstmals aus der Enge ihrer Umgebung heraus, besonders aus der mütterlichen Enge. Gleichzeitig setzt sie sich über die eigenen Gefühle hinweg und schaut sich ihr Leben wie aus großer Höhe an. Das ist wie ein erster Schritt in die Befreiung zu werten, der noch keine wirkliche Befreiung ist. Im Flug kann sie die Welt von oben sehen. Sie hat einen Überblick und Blickkontakt von weit her.

Neun Jahre später ist es soweit. Frau S. träumt folgenden Traum, ihren „Auferstehungstraum“. Dieser weist darauf hin, dass sie sich entschlossen hat berührt zu werden. Dieser Traum, der sie sehr beschäftigte, hat sie schließlich in die Therapie geführt. Christus berührt sie im Traum und erscheint wie eine Erlöserfigur.

„Mein Auferstehungstraum“

„Ich sehe eine Steinfigur, so eine Art Sphinx. Sie ist total verwittert. Die Oberfläche ist rau, das Gesicht schon nicht mehr vorhanden. Diese Sphinx erneuert sich, sie wird mehr und mehr ganz. Der Stein wird lebendig, und sie wird zu einem jungen, schönen Mädchen. Plötzlich stehe ich in einem Raum und sehe ein endlos breites Bett. Darin liegen nebeneinander viele Steinfiguren. Ich stehe am Fußende des Bettes und sehe zu, wie sich die Steinfiguren verwandeln und zu jungen, schönen Mädchen werden. Mir gegenüber am Fußende des Bettes steht Christus und hält einen Vortrag oder eine Predigt. Ich höre seine Stimme, aber nicht seine Worte. Ich will es einfach nicht hören. Plötzlich fällt mir ein, er kann ja auch unsere Gedanken hören. Da sende ich ihm einen Gedanken: ‚Wenn du mich hören kannst, dann hör auf zu reden und berühre mich.‘ Und tatsächlich, er hört auf zu reden und berührt meine linke Schulter. Dabei sagt er: ‚Hab noch etwas Geduld.‘ Die jungen Mädchen stehen auf und gehen aus dem Zimmer. Er geht mit mir auf der gegenüberliegenden Seite hinaus. Wir sind in einer Art Hof oder Anger, halb öffentlich, halb privat. Dort ist üppiges, wundervoll grünes Gras. Hühner sind im Gras. Mitten im Gras liegt ein Haufen Erdäpfel. Die sind mit Erde überzogen und haben eine harte Kruste. Er bückt sich und beginnt die Erdäpfel zu reinigen. Ich will nicht, dass er sich für mich bücken muss und sage: ‚Aber das kann ich ja machen.‘ Er richtet sich auf, und ich beginne mit der Arbeit. Dabei denke ich: ‚Da habe

ich mir jetzt etwas angetan, die Arbeit ist ja so schwer.' Wieder hört er meine Gedanken und sagt: ‚Die Arbeit ist ganz leicht. Schau, da ist eine Waschanlage. Du brauchst sie nur hineintun.' Seine Sprache ist liebevoll und unendlich geduldig. Das Wasser dieses Brunnens kommt direkt von der Quelle. Da beginne ich, die Erdäpfel in diesen Brunnentrog zu räumen. Dabei erwache ich."

Frau S. sagt zu diesem Traum, sie hätte ihn gerne weiter geträumt. Den ganzen Tag hätte sie sich wie auf Wolken gefühlt, „so richtig high".

Die Sphinx in ihrem Traum kam von der Wüste und war schon so verwittert, dass sie kein Gesicht mehr hatte. Frau S. sagt dazu: „Wenn ich fröhlich bin, dann werden die anderen aggressiv, ich verliere mein Gesicht und sie verjagen mich in die Wüste. Ich darf mir daher keinen Spaß leisten, sonst falle ich in Ungnade und werde von allen verlassen. Und irgendwie werde ich dann von mir selbst verlassen und habe kein Gesicht mehr."

Frau S. hat sich in eine Sphinx verwandelt, in eine Figur aus Stein, die wie in der Wüste von allen anderen getrennt ein Grabmal, eine Pyramide, bewacht. Ihre Gefühle sind zu Stein geworden, was einerseits als Schutz dient, um nicht mehr verletzt zu werden, sie andererseits aber nichts mehr spüren und das Leben ohne Emotionen vorbeiziehen lässt. So erlebte sie sich selbst schon so verwittert wie im Traum die Sphinx.

Die Sphinx erneuert sich nun im Traum. Dies weist auf einen Wandlungsaspekt hin. Der Ausdruck, „... sie wird mehr und mehr ganz", entspricht dem Jungschen Gedanken der Individuation – eins mit sich selbst sein, der Mensch zu werden, der man eigentlich ist. In Frau S. ist ein tiefer Wunsch nach Ganzwerdung erwacht.

Bei der Szene mit der Sphinx erinnert sich Frau S. an eine Einschaltung in der Kaffeewerbung im Fernsehen, wo diese Szene umgekehrt passiert: Jedes junge schöne Mädchen verwandelt sich dabei in eine Sphinx und verwittert.

Im Traum erwacht in Frau S. ein Anspruch auf Wandlung, Veränderung und Lebendigkeit, beziehungsweise ein unübersehbarer Wunsch danach. Die Anwesenheit von Christus, der in der Traumszene vorkommt, hätte ihr ungeheuer wohl getan, sagt die Frau. Von klein auf war ihr ein böser, strafender Gott vorgehalten worden, den sie schließlich Rachegott nannte. Mit ihm verband sie Angst vor Bestrafung. Die Predigt von Christus will sie nicht hören, da ihr von klein auf unzählige Predigten von Vater und Mutter gehalten wurden. Die Macht des gesprochenen Wortes hat Frau S. von Kindheit an nachhaltig geprägt und immer wieder verstummen lassen.

Im Traum bittet Frau S. darum, berührt zu werden. Das heißt, sie möchte Zugang zu ihren Emotionen bekommen, die bis dahin abgespalten waren. Christus berührt ihre linke Schulter. Die linke Seite könnte auf die Gefühlsseite hinweisen. Christus sagt, sie möge noch etwas Geduld haben.

Für die begonnene Analyse könnte das bedeuten, dass Frau S. noch Zeit braucht, um dieser Verwandlung in ihrem Leben Raum zu geben und sie wirken zu lassen. Frau S. will berührt werden und sich spüren. Symbolisch gesehen ist Frau S. nun so weit. Sie sagt, sie kann nicht mehr weiterleben wie bisher und hätte nun genug Geduld gehabt.

Die jungen, schönen Mädchen sind Persönlichkeitsanteile von Frau S., die sich nie verwirklichen durften. Sie verlassen im Traum das Zimmer. Die Jugendlichkeit und Lebendigkeit der Frauen könnten darauf hinweisen, warum sich Frau S. einer weitaus jüngeren Frau als sie es ist, nämlich mir als Psychotherapeutin, öffnet. Wie sich später in der laufenden Analyse herausstellt, fühlt sich Frau S. von meiner Lebendigkeit angezogen. Das Hinausgehen der jungen Mädchen veranschaulicht auch die Tatsache, dass Frau S. die Zeit nicht zurückdrehen kann. Ihre Jugend ging wenig gelebt vorüber.

Christus begleitet Frau S. ins Freie. Der Dorfanger oder Hof erinnert sie an ihre Kindheit auf dem Bauernhof. Beachtenswert ist die Traumlandschaft mit dem üppigen, jungen Gras, denn in zahlreichen weiteren Träumen ist die Landschaft entweder mit einer Schneedecke überzogen oder karg und öde.

Diese üppige Landschaft mit den frei umher laufenden Hühnern könnte prognostisch gesehen darauf hinweisen, dass es in der Seelenlandschaft von Frau S. einen Bereich gibt, wo etwas wachsen kann und lebendig ist. Die Erdäpfel – von Erde und einer Kruste überzogen – symbolisieren die Gefühle der Klientin, die unter einer dicken Schicht verborgen sind. Frau S. ist dieser Gedanke zuerst etwas fremd. Sie erzählt, dass sie im Alter von vierzig Jahren ein Eierstockkarzinom hatte und bringt die Erdäpfel nun in Zusammenhang mit den Eierstöcken. „Meine Eierstöcke sind verkrustet". Symbolisch gesehen könnte das Karzinom, die „verkrusteten Eierstöcke", für die Frau mit der Erkenntnis in Verbindung stehen den Wunsch nach Mutterschaft endgültig begraben zu müssen. Sie hatte nach ihrer Scheidung und der Totgeburt ihrer Tochter im dreißigsten Lebensjahr keine Beziehung mehr zu einem Mann gehabt und somit auch ihre Sexualität und ihre Gefühle vergraben. Bei der Traumbesprechung bezeichnet sie ihre Eierstöcke auch als „Symbol ihrer Lebendigkeit".

Frau S. bittet Christus im Traum um Hilfe, erkennt aber, dass sie selbst die Erdäpfel von der Kruste befreien muss. Das heißt so viel wie: Sie selbst muss die Verantwortung für ihr Leben übernehmen. Mich als ihre Psychotherapeutin sieht sie nun als jemanden, der ihr bei der schweren Arbeit an sich selbst hilft. Sie sagt im Traum: „Da habe ich mir jetzt was angetan, die Arbeit ist ja so schwer." Christus macht sie nun auf die Waschanlage aufmerksam, was auf einen weiteren Wandlungsaspekt in diesem Traum hinweist: Es reicht nicht die Kruste herunterzukratzen, sondern die Erdäpfel bedürfen einer Reinigung in der Waschanlage, wo das Wasser direkt aus dem Brunnen, aus der Quelle, kommt. Diese Quelle kann gleichgesetzt werden mit ihren ursprünglichen innersten Gefühlen. Frau S. kann sich selber helfen, wenn sie auf ihre innerste Stimme, auf ihre eigene innere Quelle, vertraut.

Wir begegnen in diesem Initialtraum einem für die Klientin bedeutsamen Archetyp: Im Zentrum des Traumes steht der Christus-Archetyp. Für Frau S. bedeutet diese Symbolgestalt die Gegenseite zum strengen Vater und stellt den liebenden, gütigen und präsenten Vater dar.

Die französische Analytikerin Francoise Dolto weist in einem Gespräch mit Gérard Sévérin über die „Dynamik des Evangeliums" auf die Auferweckung der Tochter des Jairus hin (Markus 5, 21–43). Jesus fasst das tot geglaubte Mädchen, das bewegungslos im Bett liegt, an der Hand und sagt zu ihm: „Talita kum!". Das heißt übersetzt: „Mädchen, ich sage dir, steh auf!" Die Bewegungslosigkeit des Mädchens ist Ausdruck dafür, dass es unter seinem vereinnahmenden Vater leidet, der ihm jede persönliche Weiterentwicklung in der Pubertät abspricht (vgl. Dolto/Sévérin 1980, 96 ff).

Die Thematik der Geschichte der zwölfjährigen Tochter des Jairus erinnert an jene von Frau S. in ihrer Adoleszenz. Auch Frau S. ist auf der Suche nach einer Erlösergestalt. Eindrucksvoll ist, dass Frau S., die mit einer Krücke geht, diese vor jeder Analysestunde im Warteraum abstellt und ohne Hilfsmittel leichten Schrittes die Praxis betritt. Diese Handlung wird zu einem Ritual. Im Zusammenhang mit dem Christus-Traum mutet dieses Verhalten an wie eine symbolische Wunderheilung – so wie es in biblischen Berichten erscheint: Der Heiler Jesus spricht zum Kranken: „Nimm dein Bett und wandle." Oder „Steh auf, du bist geheilt."

In ihrem Traum, wie auch in ihrem Verhalten beim Erstgespräch, scheint Frau S. so etwas wie eine magische Erwartungshaltung an die Therapie zu stellen. Später drückt dies Frau S. mit folgenden Worten aus: „Ich war mein Leben lang auf der Suche nach jemandem, der mich rehabilitiert und mir sagt, dass ich etwas wert bin."

Frau S. nennt diesen Initialtraum der Verwandlung und Individuation ihren „Auferstehungstraum", da sie zum ersten Mal in ihrem Leben zu spüren beginnt. Wir können in diesem Traum gleichsam eine Art Ouvertüre sehen, wo bereits die wichtigen Themen des therapeutischen

Prozesses anklingen. Frau S. und ich sind uns nach eingehender Betrachtung des „Auferstehungstraumes“ über seine Bedeutung in ihrem Leben und in der Psychotherapie einig. Aus diesem Grund kann dieser Traum als Initialtraum oder Eröffnungstraum gesehen werden, obwohl er schon Jahre vor der eigentlichen Therapie geträumt wurde. Er wurde in der ersten Sitzung vorgestellt und als Auslöser und Symbol für die Therapie gedeutet.

Etwa ein Monat nach Therapiebeginn gestaltet Frau S. ein Sandbild. Ich zeige ihr den Tischsandkasten und die Figuren, die sich im Regal befinden. Frau S. betrachtet das „Sammelsurium“ und nimmt dann sehr entschieden vier Figuren, die sie in den Sand setzt.

Sie wählt ein schwarzes Pferd, das am Sprung zu sein scheint bevor es losstartet und stellt es in den linken unteren Bereich der Fläche. Für einen Tannenzapfen wählt sie in der Mitte des oberen Bereiches einen Platz. Zwei Steine legt sie in den rechten unteren Sandkastenbereich. Eine Spur im Sand, vom Pferd weggehend nach rechts oben (zwischen Tannenzapfen und Steine hindurch), zeigt die Richtung an, die das Pferd anvisiert.

Abb. 22: Frau S., Sandbild (Initialbild)

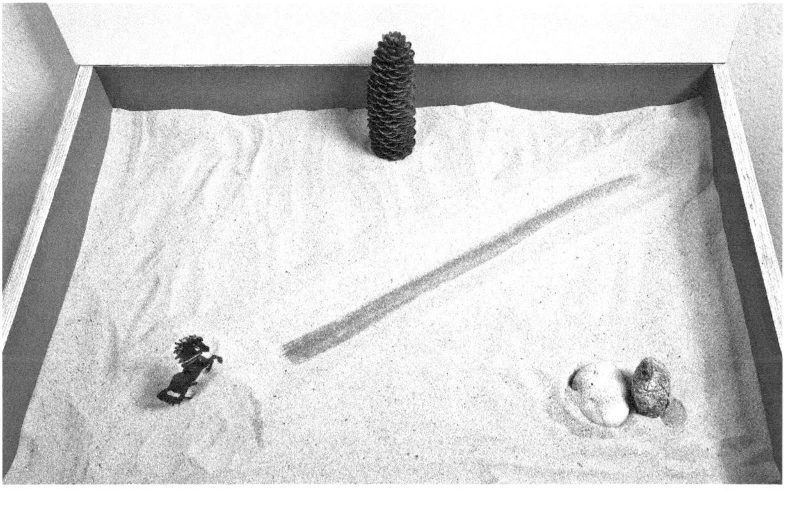

Nach dem Bauen des Sandbildes betrachten wir beide interessiert ihr Werk. Obwohl Frau S. wenige Figuren gewählt hat, hinterlässt es einen tiefen Eindruck. Frau S. sieht sich selbst in der Rolle des Pferdes, das lospreschen und die Eltern hinter sich lassen will. Sie sagt: „Ich war für meine Eltern immer nur das Paradepferd, das vorgeführt wurde, wenn Besuch kam."

Eindrücklich kommt hier die Raumsymbolik zum Ausdruck, die den rechten oberen Bereich als „Zuwendung zur Außenwirklichkeit" bezeichnet. Auch wird der intensive Wunsch der Klientin offenkundig, endlich Kontakt zu anderen Menschen zu bekommen. Dazu muss sie durch ihre Kindheitsgeschichte hindurch und die verinnerlichten Eltern hinter sich lassen. Ganz spontan ordnet sie den Tannenzapfen dem verstorbenen Vater zu, die Steine, die wie ein Grab für sie aussehen, der alten Mutter. Auffallend ist, dass keine Beziehung zwischen den einzelnen Symbolen ersichtlich ist – jedes steht für sich allein. So beziehungslos nahm sie als Kind ihre Familienmitglieder wahr.

Die Arbeit mit Frau S. war geprägt von der starken Symbolsprache ihrer Träume und dem therapeutischen Sandspiel. Durch die Auseinandersetzung mit der Symbolik ihrer zahlreichen Träume und einiger Sandbilder war ein Zugang zu der Frau möglich, die sich in ihrem Leben bisher noch nie einem anderen Menschen anvertraut hat. Die Therapie war für Frau S. ein Versuch sich aus ihrem inneren Gefängnis zu befreien.

In der Therapie waren wachsende Ressourcen bei der Bewältigung von Lebenskonflikten und Angst machenden Situationen bemerkbar. Der Weg von der kindlichen Abhängigkeit zur Autonomie war beobachtbar. Durchgehend waren die Themen Abhängigkeit und Ablösung von der alten – zum Zeitpunkt der Therapie siebenundneunzigjährigen – Mutter sowie von den verinnerlichten Elternbildern im Zentrum der therapeutischen Arbeit.

Eine Zeichnung bringt ihre Wut zum Ausdruck, als ihr die nicht gelebte Kindheit bewusst wird.

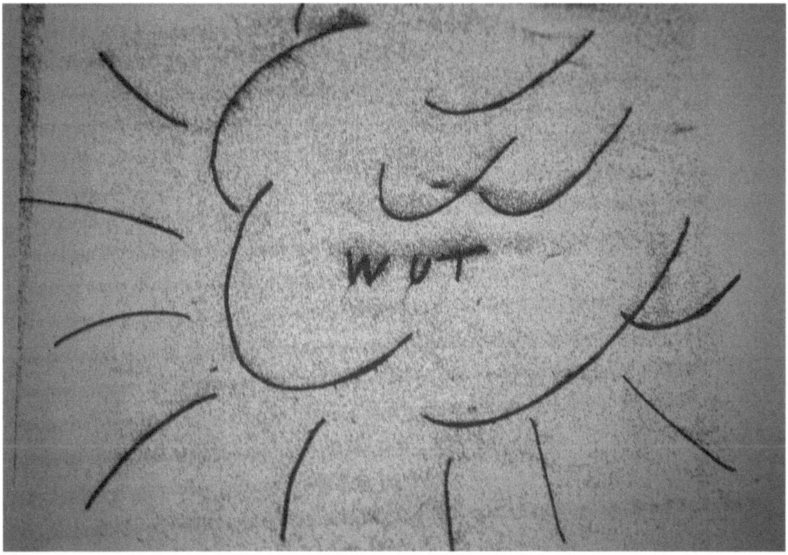

Abb. 23: Frau S., Wut

Frau S. befand sich zu Beginn der Therapie an der Schwelle zum siebzigsten Lebensjahr. In der Auseinandersetzung mit der Thematik des fortgeschrittenen Alters mit seinen Höhen und Tiefen haben sich mir neue Einblicke und Sichtweisen eröffnet. Eine tief greifende Veränderung im Alter ist möglich, wenn Versöhnungsarbeit mit sich selbst erfolgt und der eigene Schatten integriert und akzeptiert wird.

Frau S. ist in der Therapie einem inneren Ruf gefolgt und hat auf diesem Weg eine bisher nie gekannte Unabhängigkeit erworben.

In der Erfahrung mit Frau S. war für mich deutlich, dass Weisheit ein Aspekt des Alters sein kann. Sie strebte allerdings nicht danach. Vielmehr zeigte sich ihr unstillbares Bedürfnis, sich ins Leben zu stürzen und es wie ein trockener Schwamm aufzusaugen. Nach der Devise: Nachholen was nachzuholen ist und dann, eventuell viel später, weise zu werden.

Wenn es gelingt, in eine Interaktion zu treten, die sowohl die Analytikerin/den Analytiker als auch die Klientin/den Klient berührt, ist eine Veränderung, eine Reduktion negativ erlebter Zustände, möglich. Zugleich können psychische und psychosoziale Wachstumsressourcen erwachen und erstaunliche Entwicklungsschritte nach sich ziehen. Dieses Geschehen erinnert an den Augenblick, an dem ein Kind nach vielen vergeblichen Versuchen plötzlich läuft. So ist das mit einem Menschen, der zum aktiven Entdecker seiner Ressourcen wird und den Mut und das Vertrauen findet Verantwortung für die eigene Autonomie zu übernehmen.

Reise durch den Seelengarten

Wir befinden uns in einem fundamentalen gesellschaftlichen Wandel. In unserer schnelllebigen Zeit wird von uns erwartet, dass wir uns rasch verabschieden – sei es von Beziehungen, Jobs oder Trends. Junge Menschen, die eine Arbeit beginnen, können nicht mehr davon ausgehen ein Leben lang im gleichen Beruf tätig zu sein. Ein hohes Maß an Flexibilität wird vorausgesetzt, allein wenn es um die Berufswahl geht. Auch die technischen Errungenschaften und Fortschritte locken unsere Bereitschaft zur Weiterentwicklung heraus. Wir sind gefordert nicht stehenzubleiben, sondern uns den rasanten Veränderungen anzupassen.

Ständig erfahren wir durch Medien über die Auswirkungen des Burnout-Syndroms, in das immer mehr Menschen geraten. Angst, Druckgefühle und Stress, dem keine Erholung folgt, gehen dem Burnout voraus. Betroffene klagen über körperliche und seelische Stresssymptome und können keine Ruhe finden. Es fällt ihnen zunehmend schwerer dem Alltag standzuhalten, weil ein Problem alle Aufmerksamkeit in Anspruch nimmt.

In bestimmten Lebensphasen, die von Trauer und Entscheidungskrisen gekennzeichnet sind, blockieren wir unsere Selbstverwirklichung. Wir machen Halt vor anstehenden Entwicklungs- und Reifungsschritten. Umso bedeutsamer ist es, uns einer „Entschleunigung" hinzugeben, um wieder zu uns selber zu finden. Immer mehr Menschen entscheiden sich für eine Psychotherapie mit dem Wunsch wieder ins seelische Gleichgewicht zu kommen.

Die Klientinnen und Klienten in meinen dargestellten Fallgeschichten und Sandbildern hatten zu Beginn der Therapie Schwierigkeiten ihren Alltag unbeschwert zu bewältigen. Sie sind in den therapeutischen Prozess eingetaucht und haben sich auf ihren jeweils persönlichen Individuationsweg eingelassen. Durch die aus dem Inneren auftauchenden Bilder hat das Unbewusste einen Weg gefunden sich auch ohne Worte mitzuteilen. Beeindruckend ist für mich das Wiederentdecken einer kindlichen Unbeschwertheit meiner Klientinnen und Klienten, die in ihrer Kindheit besonderen Traumatisierungen ausgesetzt waren. Sie sind unbefangen und unvoreingenommen an das Sandspiel herangegangen und haben es gewagt sich ihren inneren Prozessen zu stellen. Die Arbeit mit Sandbildern hat meinen Klientinnen und Klienten neue Möglichkeiten eröffnet: Spannende Wege der Verarbeitung und ungeahnte Lösungen von Konflikten in untragbaren Situationen offenbarten sich ihnen. Momente der Wandlung wurden erfahrbar.

In der Arbeit mit Träumen und Sandbildern finden wir Kontakt zu uns selber und können uns wieder spüren. In diesem Sinne werden die Spuren der Klientinnen und Klienten im Sand nicht sofort verwischt, sondern dürfen relativ beständig sein. Die Sandbilder in diesem Buch, sie sind für mich Abbilder eines „Seelengartens", wurden alle nach ihrem Gestalten für einige Zeit in diesem Zustand belassen, um weiterwirken zu können: in den Erbauerinnen und Erbauern selber, aber auch in mir als ihrer Begleiterin. So würde ein verfrühtes Abbauen des Gestalteten am Ende der Therapiestunde den inneren Prozess stören und ihm ein gewisses Maß an Faszination und Ergriffenheit nehmen.

Das im Äußeren entstandene Bild findet seine Resonanz zum inneren Verweilen. Vergleichbar ist dieses Verweilen mit der Erinnerung an einen gelungenen Urlaub: Wir tragen vielleicht noch einige Zeit die schönen Bilder in uns in der Hoffnung, dass uns die positiven Empfindungen erhalten bleiben.

Von allen Sandbildern fertige ich noch im Beisein der Klientinnen und Klienten Fotos an und lade sie ein, selber ein Foto zu machen (heutzutage leicht mit dem Handy zu bewerkstelligen). Die meisten nehmen diese Anregung begeistert auf.

So wie auch jeder Traum von mir schriftlich festgehalten wird, kann ich anhand der Fotos Veränderungen im Verlauf des analytischen Geschehens wahrnehmen und verfolgen. Zu jedem Sandbild dokumentiere und reflektiere ich meine Gedanken.

Dora Kalffs Feststellung, dass die Initialbilder ein Problem anschaulich zum Ausdruck bringen und die weiteren Sandbilder die individuelle Weiterentwicklung der Klientinnen und Klienten aufzeigen, kann ich aufgrund meiner Erfahrung bestätigen. Dies entspricht auch den Beobachtungen und Erfahrungen anderer Sandspieltherapeutinnen und -therapeuten.

Ebenso wie bei den Sandbildern kommt auch in den Träumen das Symbolhafte und Archetypische zum Ausdruck. Träume führen ebenso wie Sandbilder durch die Wandlungen und das seelische Heilwerden in einer Therapie. Durch das Beleben innerer Bilder und Kompetenzen kann eine Aktivierung der Selbstheilungskräfte initiiert werden. Indem der Phantasie und Kreativität freier Lauf gelassen wird, ist ein Blick in die Innenwelt möglich. Das kann zur Überwindung und Heilung von seelischen Wunden beitragen. Ich hoffe, dass dieser Prozess durch die Träume und Sandbilder meiner Klientinnen und Klienten für die Leserinnen und Leser gut nachvollziehbar ist.

Meine Erfahrung in der therapeutischen Arbeit mit Menschen ist, dass sich vor allem Kinder mit großer Selbstverständlichkeit in das Reich der Symbole begeben. Sie leben noch weitgehend in der Imagination und sind offen für die Symbolsprache der inneren und äußeren Welt. Den spanischen Künstler Pablo Picasso (1881–1973) interessierten an den Kindern vor allem ihre schöpferischen Fähigkeiten. Von ihm kennen wir den Satz: „Als Kind ist jeder ein Künstler. Die Schwierigkeit liegt darin, als Erwachsener einer zu bleiben." Meines Erachtens weist Picasso auf die Bedeutsamkeit hin, unsere Phantasie, unsere kindliche Magie und unser kreatives Potential zu bewahren und weiterzuentwickeln, was vielen jungen Menschen heute schwer gemacht wird. Zu hoch sind die Anforderungen, die von der Welt an sie herangetragen werden.

Die Menschen in meinen Darstellungen habe ich kreativ und schöpferisch erlebt. Es ist ihnen gelungen einen für sie wichtigen Entwicklungsschritt zu vollziehen. Gefühle wie Angst und Überforderung konnten transformiert werden und einer inneren Balance Platz machen. Es hat mich bereichert die jeweiligen Wege der Individuation zu begleiten.

Als Psychotherapeutin lasse ich mich auf ein Tiefengeschehen ein und weiche nicht von der Seite bis Neubeginn entsteht und der „Seelengarten“ neu bestellt ist. Wenn wir diese Nachtmeerfahrt – wie C. G. Jung seine eigene Selbsterfahrung bezeichnet hat – aufnehmen, begeben wir uns auf eine vielleicht spannende Entdeckungsreise in unsere unbewussten Tiefen.

Der Garten steht im Lauf der Jahreszeiten in enger Verbindung zum stetigen Wandel des menschlichen Lebens. Für mich ist eine gelungene Therapie vergleichbar mit dem Ende eines kalten Winters, wenn die Natur wieder in ihrer Pracht erblüht – nach dem Motto: Stirb und werde. Ich freue mich, wenn ich dies in meinem Buch vermitteln konnte.

Glossar

Adoleszenz

Die Adoleszenz ist jene Zeit, in der sich Jugendliche zu Erwachsenen entwickeln und beginnen Selbstverantwortung zu übernehmen. Sie wird auch als Nachpubertät bezeichnet.

Aktive Imagination

Die aktive Imagination ist eine Methode mit Inhalten aus dem Unbewussten in Kontakt zu treten. Von einem Traum- oder Phantasiefragment ausgehend kann ein imaginäres Bild entstehen. Dahinter steht die Absicht sich selbst in das innere Geschehen hineinzubegeben und dieses mitzugestalten.

Anima, Animus

Anima und Animus verkörpern die weiblichen beziehungsweise männlichen Seeleneigenschaften im jeweils anderen Geschlecht und können von der eigenen Mutter- oder Vaterfigur geprägt sein. Beide können positive und negative Züge beinhalten. Zu den positiven Eigenschaften des Animus zählen Initiative, Mut und Entschlossenheit. Die Anima kann die weise Führerin nach innen sein. In der Analyse arbeitet man daran Anima und Animus zu integrieren.

Archetypen

Mit Archetypen sind in der Analytischen Psychologie Urbilder oder archaische Überreste gemeint, deren Grundlage die Instinkte sind. Bei allen Völkern dieser Erde können in bestimmten Situationen ähnliche Bilder, Phantasien und innere Erscheinungen auftreten. Als Beispiele für Archetypen gelten der alte Weise, das göttliche Kind, der Archetyp der Wandlung, des Helden, Mutter- und Vaterarchetyp.

Individuationsprozess

Der Individuationsprozess ist in der Analyse jener Prozess, der zur Ganzwerdung führt. Das angelegte Potential und die Authentizität eines Menschen kommen zur Entfaltung, wenn man daran arbeitet der zu werden, der man ist.

Schatten

Der Schatten ist jene Seite in uns, die wir nicht wahrnehmen möchten und deshalb gerne auf andere projizieren. Er kann uns mehr oder weniger bewusst sein. Je weniger er bewusst ist, desto eher sind wir geneigt jene Charakterzüge an anderen Menschen zu kritisieren, die uns an uns selbst am meisten stören. Der Schatten wird auch in den Träumen sichtbar. In der ersten Phase der Analyse geht es um die Auseinandersetzung mit dem Schatten.

Symbole

In vielen Lebensbereichen begegnen wir Symbolen. Wir erleben sie u.a. in Träumen, Phantasien, Kunstwerken und Märchen. Symbole können persönliche und archetypische Komponenten aufweisen. Sie vermitteln den Bild- und Gefühlsgehalt zwischen Realität und Bedeutungswelt und ermöglichen einen Einblick in innerseelische Abläufe und in den therapeutischen Prozess. In erster Linie geht es darum die Symbole wahrzunehmen und sich gefühlsmäßig berühren zu lassen, um ihre Botschaft zu verstehen.

Synchronizität

Von Synchronizität spricht man, wenn ein inneres Ereignis (Emotion, Traum oder Idee) und ein äußeres Ereignis fast zeitgleich aufeinander treffen. Beide haben scheinbar nichts miteinander zu tun, entsprechen aber einander.

Das Unbewusste

Das persönliche Unbewusste umfasst Verdrängtes, Vergessenes und unterschwellig Wahrgenommenes und äußert sich in Form von Träumen, Imaginationen, Stimmungen, Gefühlen, Assoziationen, Gesten und Affekten. Jung war überzeugt von einer tieferen Schicht des Unbewussten, dem kollektiven Unbewussten. Die Inhalte des kollektiven Unbewussten entstammen der vererbten Hirnstruktur und sind dem Bewusstsein nicht zugänglich.

Übertragung und Gegenübertragung

Übertragung und Gegenübertragung geschehen im Dialogverfahren zwischen der Analytikerin/dem Analytiker und der Klientin/dem Klient. Im Analytischen Prozess kann das bedeuten, dass Gefühle aus der Kindheit oder Jugend einer Bezugsperson gegenüber während der Therapie erwachen können. Wenn die Analytikerin/der Analytiker in der Therapie beispielsweise als uninteressiert oder kalt erlebt wird, kann ein Elternteil in der Kindheit so wahrgenommen worden sein. Gemeinsam wird erarbeitet, wem diese Gefühle in Wirklichkeit gelten. Damit können Übertragungen allmählich durchschaut werden.
Unter Gegenübertragung versteht man die Antwort auf die Übertragung, sie ist die Resonanz des Gegenübers.

Häufig gestellte Fragen

Wo finde ich vertiefende Informationen zu Theorie und Grundlagen des Sandspiels?

Im Standardwerk von Dora Kalff *Sandspiel. Seine therapeutische Wirkung auf die Psyche* berichtet die Begründerin der Sandspieltherapie von ihrer Intention zur Entwicklung der Methode und ihrem Werdegang. Weitere von mir angeführte Literatur über das Sandspiel dient ebenfalls dem vertiefenden Verständnis und Interesse.

Länderspezifisch gibt es Zentren und Gesellschaften für Sandspieltherapie, die Öffentlichkeitsarbeit betreiben und Sandspielkongresse organisieren.
Beispielsweise in der Schweiz: www.sgsst.ch

Wie wird man Sandspielexpertin/Sandspielexperte?

Weltweit bieten anerkannte Ausbildungsinstitute die Möglichkeit sich zur Analytischen Psychologin/zum Analytischen Psychologen auszubilden. In Österreich ist das die Österreichische Gesellschaft für Analytische Psychologie (ÖGAP) in Wien: www.cgjung-gesellschaft-oesterreich.at

Im Rahmen der Ausbildung kann das therapeutische Sandspiel erfahren und erlernt werden. Weiterbildungen werden länderspezifisch in Zentren und Gesellschaften für Sandspieltherapie angeboten.

Wie entsteht eine Figurensammlung?

Die Figurensammlung entspricht den persönlichen Vorlieben und kann individuell gestaltet werden. Es gibt keine bestimmten Vorgaben. Je nach Freude am Sammeln werden Figuren gewählt, die in der äußeren Welt und in der Phantasie eines Menschen vorkommen, wie: Menschen,

Tiere, Bauwerke, Naturmaterialien und vieles mehr. Die Figuren werden in einem Regal nach Zusammengehörigkeit sortiert und sollen gut erkennbar sein.

Welche Materialien erfordert ein Sandbild?

Verwendet wird vorzugsweise feiner Sand. Viele Sandspieltherapeutinnen und -therapeuten schlagen ihren Klientinnen und Klienten vor, Wasser beim Bauen hinzuzufügen, um mit nassem Sand besser formen und gestalten zu können. Für die Trocken- oder Nassbauform ist je ein Tischsandkasten etwa im Ausmaß von 57 x 72 Zentimeter notwendig, die Fläche ist vertieft. Das vorgeschlagene Maß wird vom menschlichen Blickfeld gut erfasst.

Wie bespricht man Sandbilder nach dem Erbauen?

Wie bei Träumen können auch bei Sandbildern Symbole individuelle Bedeutung haben. Es geht in erster Linie weniger darum einzelne Symbole zu besprechen und zu deuten, sondern sich von einem Sandbild faszinieren und ergreifen zu lassen. Die Sprache der Symbole bringt etwas so klar wie möglich zum Ausdruck. Auch wenn Sandbilder nicht besprochen werden, wirken sie in der Psyche weiter. Je nach Bereitschaft und Begabung der Klientin/des Klienten kann die Bedeutung eines Sandbildes erfasst werden.

Literatur

Amann, Ruth: Das Sandspiel. Der schöpferische Weg der Persönlichkeitsentwicklung. Düsseldorf, Zürich: Walter Verlag, 2001.

Bornobus, René: Respekt! Wie Sie Ansehen bei Freund und Feind gewinnen. Berlin: Econ Verlag, Ullstein Buchverlage, 2011.

Brächter, Wiltrud: Geschichten im Sand. Grundlagen und Praxis einer narrativen systemischen Spieltherapie. Heidelberg: Carl-Auer Verlag, 2010.

Campbell, Joseph: Mythen der Menschheit. München: Kösel Verlag, 1993.

Dolto, Francoise/Sévérin, Gérard: Dynamik des Evangeliums. Evangelientexte im Gespräch zwischen Psychoanalyse und Theologie. Olten: Walter Verlag, 1980.

Fraiberg, Selma: Die magischen Jahre in der Persönlichkeitsentwicklung des Vorschulkindes. Reinbek bei Hamburg: Rowohlt Taschenbuchverlag, 1992.

Gontard von, Alexander: Theorie und Praxis der Sandspieltherapie. Ein Handbuch aus kinderpsychiatrischer und analytischer Sicht. Stuttgart: Kohlhammer Verlag, 2007.

Hark, Helmut: Lexikon Jungscher Grundbegriffe. Mit Originaltexten von C. G. Jung. Zürich, Düsseldorf: Walter Verlag, 4. Auflage 1998.

Horwood, William: Der Junge, der keine Schuhe hatte. München: Wilhelm Goldmann Verlag, 2006.

Jaffé, Aniela: Erinnerungen, Träume, Gedanken von C. G. Jung. Olten: Walter-Verlag, 7. Auflage 1990.

Jung, Carl Gustav: Die Dynamik des Unbewussten. Gesammelte Werke 8. Düsseldorf: Walter-Verlag, Sonderausgabe 1995.

Jung, Carl Gustav (bearbeitet von John Freeman): Symbole und Traumdeutung. Ein erster Zugang zum Unbewussten. Ostfildern: Patmos Verlag, 5. Auflage 2011.

Kalff, Dora M.: Sandspiel. Seine therapeutische Wirkung auf die Psyche. München, Basel: Ernst Reinhardt Verlag, 3. Auflage 1996.

Kast, Verena: Loslassen und sich selber finden. Die Ablösung von den Kindern. Freiburg im Breisgau: Herder Spektrum Verlag, 11. Auflage 1991.

Kast, Verena: Die Dynamik der Symbole. Grundlagen der Jungschen Psychotherapie. Solothurn, Düsseldorf : Walter Verlag, 4. Auflage 1994.

Mitchell, Rie Rogers/Friedman, Harriet S.: Konzepte und Anwendungen des Sandspiels. München, Basel: Ernst Reinhardt Verlag, 1997.

Riedel, Ingrid: Bilder. In Therapie, Kunst und Religion. Stuttgart: Kreuz Verlag, 1988.

Roth, Wolfgang: C. G. Jung verstehen. Grundlagen der Analytischen Psychologie. Düsseldorf: Patmos Verlag, 2009.

Schiller, Friedrich: Theoretische Schriften. Über die ästhetische Erziehung des Menschen, 15. Brief. München: Deutscher Taschenbuchverlag (= dtv GA 19), 1966.

Suess, Gerhard/Pfeifer, Walter-Karl: Frühe Hilfen. Die Anwendung von Bindungs- und Kleinkindforschung in Erziehung, Beratung, Therapie und Vorbeugung. Gießen: Psychosozial Verlag, 3. Auflage 2003.

Thomas, Peter A.: Laotse. Das Gute wacht in uns. Freiburg im Breisgau: Verlag Herder, 1991.

Abbildungen

FSC
www.fsc.org
MIX
Papier | Fördert gute Waldnutzung
FSC® C083411

Kolibri 360 GmbH
Ferdinand-Jühlke-Straße 7
99095 Erfurt, Deutschland
produktsicherheit@kolibri360.de